Sonali Bhakta

Efeitos contraceptivos à base de plantas na anatomia do testículo e do ovário em ratos

Sonali Bhakta

Efeitos contraceptivos à base de plantas na anatomia do testículo e do ovário em ratos

ScienciaScripts

Imprint

Any brand names and product names mentioned in this book are subject to trademark, brand or patent protection and are trademarks or registered trademarks of their respective holders. The use of brand names, product names, common names, trade names, product descriptions etc. even without a particular marking in this work is in no way to be construed to mean that such names may be regarded as unrestricted in respect of trademark and brand protection legislation and could thus be used by anyone.

Cover image: www.ingimage.com

This book is a translation from the original published under ISBN 978-620-2-06837-6.

Publisher:
Sciencia Scripts
is a trademark of
Dodo Books Indian Ocean Ltd. and OmniScriptum S.R.L publishing group

120 High Road, East Finchley, London, N2 9ED, United Kingdom
Str. Armeneasca 28/1, office 1, Chisinau MD-2012, Republic of Moldova, Europe
Printed at: see last page
ISBN: 978-620-7-96005-7

ÍNDICE

DEDICADO

A

MY PAIS QUERIDOS

LISTA DE ABREVIATURAS E SÍMBOLOS

%	Percentage
&	And
@	At the rate of
®	Registered trademark
ad libitum	Without restraint
ANOVA	Analysis Of Varience
b.wt.	Body weight
BAU	Bangladesh Agricultural University
C	Control
Conc.	Concentration
e.g	For example
EDTA	Ethylene-di-amine-tetra-acetic acid
et al	And others
Fig.	Figure
gm	Gram
H & E	Hematoxylin & Eosin
Hb.	Hemoglobin
i.e	In other words
ICDDR, B	International Centre for Diarrhoeal Disease Research of Bangladesh
Kg	Kilogram
MDA	Mean Diameter Area
ml	Milliliter
MM	Millimeter
MS	Master of Science
NH_4OH	Ammonium hydroxide
No.	Number
PCV	Packed Cell Volume
RBC	Red Blood Cell
S.	Serum
TEC	Total Erythrocyte Count
TLC	Total Leucocyte Count
WBC	White Blood Cell
WHO	World Health Organization
Wt.	Weight

Bhakta S 2015. Efeitos contraceptivos à base de plantas na anatomia do testículo e do ovário em ratos albinos suíços. janeiro-junho de 2015, Departamento de Anatomia e Histologia, Faculdade de Ciências Veterinárias, Universidade Agrícola do Bangladesh, Mymensingh-2202, Bangladesh.

RESUMO

A planta é a fonte mais rica de todos os medicamentos. Algumas plantas/ervas, folhas, sementes e flores podem ser usadas no campo das ciências aplicadas para preparar novos medicamentos para doenças humanas e animais; até mesmo para controlar a natalidade (contraceção) nos países sobrepovoados. A contraceção (controlo da natalidade/controlo da fertilidade), os métodos ou dispositivos utilizados para evitar a gravidez e os métodos eficazes são a esterilização por meio de vasectomia nos homens e a ligadura das trompas, a utilização de dispositivos intra-uterinos (DIU) e as pílulas contraceptivas nas mulheres. A presente investigação foi concebida para explorar os efeitos *in vivo* dos contraceptivos à base de plantas na anatomia dos testículos nos machos e dos ovários nas fêmeas de ratinhos albinos suíços, tendo sido realizada no Departamento de Anatomia e Histologia, Faculdade de Ciências Veterinárias, Universidade Agrícola do Bangladesh, Mymensingh-2202, Bangladesh. Vinte e cinco (25) ratinhos albinos suíços (*Mus musculus*) com 30 dias de idade (adquiridos no ICDDR, B; peso corporal médio: 25-28 gm) foram divididos em cinco (5) grupos (5 ratinhos em cada grupo: 3 fêmeas + 2 machos) como: grupo de controlo (C), grupo A (dose única fêmea), grupo B (dose dupla fêmea), grupo C (dose única macho) e grupo D (dose única macho e fêmea). Os grupos tratados (grupos A, B, C e D) foram administrados oralmente com um **extrato** aquoso das três (3) plantas herbáceas (semente de *Abrus precatorious* & *Ricinus communis* e fruto de *Syzygium aromaticum* @ 4,4mg/kg b.wt. de ratos) exceto o grupo de controlo. O tratamento foi iniciado aos 60 dias de idade (antes disso, os ratos foram criados por 15 dias até a idade de 45 anos, quando foram mantidos juntos para observar a primeira paridade para avaliar a capacidade reprodutiva normal dos ratos) e os ratos de todos os grupos foram alimentados com ração padrão (pelota de ratos) e água *ad libitum*. O período experimental total foi de 42 dias, incluindo os três (3) ciclos consecutivos, e a uniformidade das práticas de maneio também foi mantida. Após o período experimental, os ratos foram eticamente sacrificados e as amostras necessárias (tecidos do testículo e do ovário e sangue do coração) foram colhidas para estudos anatómicos (macroscópicos e histológicos) e hematológicos (hemácias, leucócitos, concentração de hemoglobina e PCV). **As amostras de tecido recolhidas foram depois processadas e coradas com Hematoxilina e Eosina (H & E) para investigação histopatológica.** Os resultados experimentais revelaram que **os extractos de ervas exercem o seu efeito antifertilidade nos ratos albinos suíços machos e fêmeas. As alterações anatómicas grosseiras encontradas nos testículos dos ratos tratados foram a** redução do tamanho (peso: 91%, comprimento: 14,2% e diâmetro: 25%), a cor pálida e a formação de quistos. Histologicamente, o número de túbulos seminíferos e a quantidade de espermatozóides no lúmen dos túbulos seminíferos diminuíram. Distorção, descamação e desarranjo dos túbulos seminíferos, juntamente com a presença de uma camada fibrosa espessa, deposição de gordura e vacuolação foram encontrados dentro e entre os túbulos seminíferos nos grupos tratados (grupo C & D). A redução do número de células de sertoli e leydig também foi encontrada nos mesmos grupos. No caso do ovário, foi observada uma redução do tamanho (peso: 90%, comprimento: 50% e diâmetro: 4%) e uma cor pálida nos grupos tratados (grupos A, B e D). Histologicamente, um número reduzido de folículos ovarianos, poucos folículos primordiais, degeneração, distorção e descamação da camada granulosa juntamente com vacuolação, deposição de gordura, presença de corpus albicans/scar e hemorragia foram observados no ovário tratado do grupo A, B & D. Os parâmetros hematológicos (RBC, WBC, Hb conc. & PCV) entre os grupos tratados aumentaram em comparação com o controlo. Além disso, estes extractos de ervas não prejudicaram a melhoria adequada da hematologia durante o período experimental e a sua atualização continuou mesmo após o tratamento, o que é benéfico particularmente durante o período de gravidez, indicando um impacto positivo na hematologia dos ratos. As alterações supracitadas com uma boa taxa de contraceção (75% apenas nas fêmeas) e sem quaisquer efeitos nocivos (como acontece com os comprimidos comerciais) nas gónadas (testículos e ovários) sugerem que estes extractos de ervas podem ser dignos de utilização futura.

Palavras chave: Contraceção, contracetivo à base de plantas, anatomia, testículo, ovário e ratinhos albinos suíços.

CAPÍTULO 1

INTRODUÇÃO

PALAVRAS-CHAVE:

* ❖ História de utilização de contraceptivos à base de plantas

* ❖ Informações gerais sobre as plantas medicinais

* ❖ Componentes activos das plantas

* ❖ Alterações anatómicas e hematológicas do testículo e do ovário em relação à contraceção à base de plantas

* ❖ Contraceção à base de plantas: Uma ideia de fronteira

* ❖ Perspectivas e justificação da investigação

* ❖ Objectivos

A contraceção afecta diretamente a dimensão da população, uma questão crucial para as comunidades humanas, bem como para o bem-estar das mulheres. Seria ainda melhor se pudéssemos obter dados sobre a taxa de gravidez, pois isso dar-nos-ia uma melhor estimativa do controlo da reprodução e ajudar-nos-ia a distinguir a contraceção do aborto e do infanticídio. O controlo da natalidade era amplamente praticado também nas sociedades pré-agrícolas e nómadas (Gupta, 1982). Os primeiros contraceptivos orais foram inicialmente aprovados para a indicação de "regulação menstrual" e não para contraceção.

A contraceção, também conhecida como controlo da natalidade ou controlo da fertilidade, é o conjunto de métodos ou dispositivos utilizados para evitar a gravidez. O planeamento, a provisão e a utilização da contraceção são designados por planeamento familiar. Os métodos mais eficazes de controlo da natalidade são: a esterilização através de vasectomia nos homens e de laqueação das trompas nas mulheres, os dispositivos intra-uterinos (DIU) e os contraceptivos implantáveis. Seguem-se uma série de contraceptivos hormonais, incluindo pílulas orais, adesivos, anéis vaginais e injecções. Os métodos menos eficazes incluem barreiras como os preservativos, diafragmas e esponjas contraceptivas e métodos de sensibilização para a fertilidade. Os métodos menos eficazes são o espermicida e a retirada pelo homem antes da ejaculação. A esterilização, embora altamente eficaz, não é geralmente reversível; todos os outros métodos são reversíveis, a maioria imediatamente após a sua interrupção. As pílulas anticoncepcionais previnem secundariamente a gravidez, alterando o revestimento uterino e o muco cervical para dificultar a chegada dos espermatozóides ao útero e a implantação de um embrião. Vários suplementos dietéticos e de ervas podem interferir com a eficácia das pílulas contraceptivas (Michele Noonan. 2013). Ao utilizar diferentes produtos à base de plantas, podemos controlar a natalidade tanto no homem como na mulher com segurança. Algumas plantas, flores e sementes podem ser utilizadas para este fim (Kadiri *et al.*, 2009). Há também muitas ervas que são muito inócuas, que podem ser usadas por praticamente qualquer pessoa sem quaisquer efeitos nocivos

na saúde (Hannah Ransom, 2013 e Okoko *et al.*, 2010).

Tem havido uma procura crescente de produtos alimentares promotores da saúde por parte dos consumidores em todo o mundo. É eterno que a natureza torna a nossa vida possível em todos os aspectos, uma vez que é o principal depósito de todos os recursos primários para os medicamentos humanos (Jena *et al.*, 2012). As pessoas estão a tornar-se mais dependentes dos medicamentos à base de plantas do que dos medicamentos sintéticos ou químicos, uma vez que as ervas estão normalmente isentas de quaisquer efeitos secundários - efeitos benéficos (Das *et al.*, 2010). O uso de remédios à base de plantas ou interferência física para induzir o sangramento menstrual ou controlar a gravidez é uma prática que tem sido encontrada em todos os cantos do mundo desde os tempos pré-históricos (Erika, 2001). Os extractos de ervas/produtos têm sido usados para os valores medicinais desde a antiguidade, tendo uma longa história (Mukherjee *et al.*, 2004).

1.1 História de utilização de contraceptivos à base de plantas

O excesso de população é um dos problemas graves nos países em desenvolvimento, como o Bangladesh, e aumentará cerca de 9,2 mil milhões até ao ano 2050 (Rajendra *et al.*, 2011). Este aumento impõe um fardo adicional à comunidade e é também uma das principais causas de pobreza e poluição nos países em desenvolvimento. Para este efeito, a Organização Mundial de Saúde (OMS) constituiu um programa de controlo da população, que inclui estudos com práticas médicas tradicionais. Com o avanço da biomedicina reprodutiva, foram desenvolvidas várias pílulas contraceptivas hormonais, mas a maioria delas não está isenta de vários efeitos secundários.

Alguns resultados da investigação sobre agentes botânicos anti-fertilidade têm sido muito interessantes e promissores mas, infelizmente, não há muito dinheiro a ganhar com os medicamentos à base de plantas, a não ser que os compostos botânicos possam ser extraídos, refinados, patenteados e comprovadamente seguros, de modo a que as empresas farmacêuticas possam lucrar com a comercialização da descoberta ao público em geral.

A China e a Índia são os dois países que realizaram bastante investigação sobre contraceptivos à base de plantas. Assim, foi feita uma tentativa de rever as plantas que têm sido utilizadas como contraceptivos à base de plantas (Kaur *et al.*, 2011).

O *Abrus precatorius* era antigamente utilizado para pesar gemas e pedras preciosas. De acordo com registos factuais, a planta *Abrus precatorius* foi também utilizada para pesar o famoso diamante Kohinoor. Em algumas partes da América do Sul, as sementes desta planta são utilizadas como colares para proteger as crianças contra doenças, em particular. Esta planta é nativa dos Himalaias, no Nepal, e também se encontra em algumas partes do Sul da Índia. Atualmente, o *Abrus precatorius* também é colhido no Havai, no sul da América, nas Índias Ocidentais e em África. Em alguns países da Ásia, os feijões são utilizados como pesos e são feitas jóias a partir deles por perfuração. Na Tanzânia, os curandeiros tradicionais reivindicam a sua competência no tratamento da epilepsia. Na Alemanha, os colares da Índia foram vendidos nos anos setenta, mas logo foram propagados avisos por causa da toxicidade dos componentes. Investigações resultaram que eram feitos com feijão *Abrus precatorius* e avisos foram propagados (Stahl, 1972). Nos países cristãos, as favas são utilizadas para coroas de rosas (favas precatórias), para colares e como ornamentais juntamente com outras flores em grinaldas. Na China, a erva de *Abrus precatorius* é utilizada como medicamento popular para o tratamento de bronquite, laringite e hepatite. Devido à sua atividade inibidora das plaquetas, supõe-se que as quinonas de abrus sejam as substâncias activas (Kuo *et al.*, 1995).

Nos tempos antigos, os agricultores sabiam que deviam manter o seu gado afastado da *Ricinus communis* ou da mamona, caso contrário arriscavam-se a perdê-lo. As sementes também têm sido utilizadas na medicina popular contra uma grande variedade de doenças (David *et al.*, 2007). A utilização destas proteínas em tratamentos médicos desde a antiguidade é analisada. Durante as últimas três décadas, o mecanismo de ação das toxinas foi elucidado. Isto levou a um grande esforço para direcionar as toxinas para as células malignas. A ricina tem sido utilizada no bioterrorismo. Recentemente, estas toxinas desempenharam um papel importante como modelos experimentais para elucidar o tráfico intracelular de proteínas endocitadas (Olsnes *et al.*, 2004).

As especiarias foram uma das primeiras a ser comercializadas e foram encontradas provas de *Syzygum aromaticum* ou cravo-da-índia em vasos que datam de 1721 a.C. Nativo das ilhas Malucca, tal como muitas especiarias, o cravinho foi em tempos um bem precioso apreciado pelos antigos romanos (Choudhary *et al.*, 2012).

O nome desta especiaria provém da palavra francesa "clou", que significa unha, uma vez que muitos comentaram o facto de o cravo-da-índia se parecer com as unhas. O cravinho é o botão de flor seco de uma árvore de folha perene. Diz-se que o óleo essencial tem muitas propriedades medicinais e tem sido utilizado durante séculos para curar muitas doenças. O mais interessante é que o cravinho é utilizado há muito tempo para ajudar na medicina dentária, pois tem propriedades anestésicas locais (Prasad *et al.*, 1973).

Embora os seus usos medicinais sejam pouco apreciados atualmente, o cravinho tem sido utilizado historicamente para tratar muitas doenças. Tem propriedades anti-sépticas, antibacterianas, antifúngicas, antiespasmódicas, antivirais, antiparasitárias, analgésicas e simulativas, o que o torna um ótimo curandeiro geral. Podem ser utilizadas para estimular a mente, bem como para prevenir náuseas e diarreia; aliviar a tosse, ajudar na digestão e até tratar doenças como a malária e a cólera. Também podem ser utilizadas topicamente para tratar o acne, as borbulhas e as feridas (Khan, 2000).

Assim, a partir das declarações acima mencionadas, pode ser facilmente entendido que a utilização dos produtos à base de plantas não é uma questão de décadas recentes, mas desde o período muito antigo período as pessoas estão a usar estas plantas ou ervas para fins de contraceção e outros.

1.2 . Informações gerais sobre as plantas medicinais

1.2.1 *Abrus precatorius*

Abrus precatorius L. (família - Leguminoseae e subfamília - Papilionaceae) é uma planta nativa da Índia e das Índias Orientais e Ocidentais (Chadha, 1988). Em hindi, é conhecida como Ratti ou Gumchi. As partes da planta, como os extractos de folhas, são utilizadas para a leucodermia, a semente com abrina é utilizada como purgante e abortivo e o extrato de raiz é utilizado contra a tosse no sistema de medicina ayurvédica (Nadkarni, 1978).

Abrus precatorius tem muitas utilizações medicinais. São elas: atividade antidiabética, atividade antitumoral, atividade anti-serotoninérgica, atividade anti-enxaqueca, atividade antimicrobiana e atividade antifertilidade, etc.

Classificação taxonómica:

Reino: Plantae

Sub-reino: Viridiplantae

Infra-reino: Estreptofita

Superdivisão: Embriófitas

Divisão: Tracheophyta

Subdivisão: Spermatophytina

Classe: Magnoliopsida

Superordem: Rosanae

Encomendar: Fabáceas

Família: Fabacea Género: Abrus

Espécies: *Abrus precatorius* L.

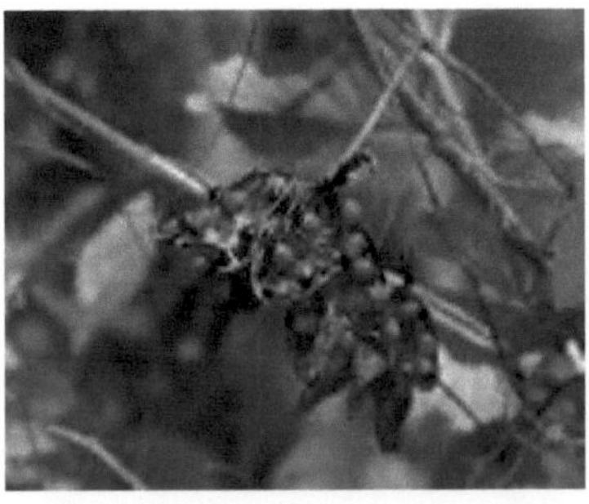

Fig 1: Semente de Abrus precatorius

1.2.2 *Ricinus communis*

Na medicina tradicional, existem muitos medicamentos naturais em bruto que têm o potencial de tratar muitas doenças e perturbações, entre as quais se destaca a *Ricinus communis*. [Família: Euphorbiaceae popularmente conhecida como "rícino" e vulgarmente conhecida como "palmeira de Cristo", Jada (Oriya), Verenda (Bengali), Endi (Hindi), Errandi (Marathi), Diveli (Guajarati)]. Esta planta está muito difundida nas regiões tropicais como planta ornamental (Maman *et al.*, 2005).

Tal como as outras plantas herbáceas, *a Ricinus communis* também tem muitas actividades medicinais, tais como: atividade antioxidante, antinociceptiva, imunomoduladora *in vitro*, hepatoprotectora, antiulcerosa e antifertilidade.

Classificação taxonómica:

Reino: Plantae

Sub-reino: Viridiplantae

Infra-reino: Estreptofita

Superdivisão: Embriófitas

Divisão: Traqueófitas

Subdivisão: Spermatophytina

Classe: Magnoliopsida

Superordem: Rosanae

Ordem: Malpighiales

Família: Euphorbiaceae Género: Ricina

Espécies: *Ricinus communis* L.

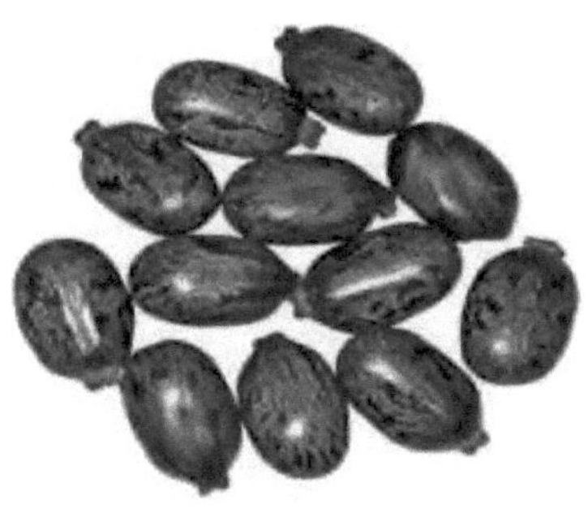

Fig 2: Semente de Ricinus communis

1.2.3 *Syzygium aromaticum*

Os cravos-da-índia são os botões de flores aromáticas de uma árvore da família Myrtaceae$_z$ *Syzygium aromaticum*. São nativos das ilhas Maluku na Indonésia$z$ e são normalmente utilizados como especiaria. O cravinho é colhido comercialmente principalmente na Indonésia$z$ Índia$z$ Madagáscar$z$ Zanzibar$z$ Paquistãoz Sri Lanka e Tanzânia (Sharma *et al.*, 2012). O *Syzygium aromaticum* é uma erva com muitas actividades medicinais. Estas são apresentadas de seguida:

Germicida$z$ antibacteriana$z$ anti-séptica$z$ antifúngica$z$ protetora da pele$z$ aliviadora do stress$z$ anti-inflamatória$z$ purificadora do sangue$z$ estimulante do sistema imunitário$z$ digestiva$z$ anticancerígena$z$ anti-tóxica e atividade antifertilidade (Jena *et al.*, 2012).

Classificação taxonómica:

Reino: Plantae

Sub-reino: Viridiplantae

Infra-reino: Estreptofita

Superdivisão: Embriófitas

Divisão: Traqueófitas

Subdivisão: Spermatophytina

Classe: Magnoliopsida

Superordem: Rosanae

Encomendar: Myrtales

Família: Myrtaceae

Género: Syzygium

Espécies: *Syzygium aromaticum* L.

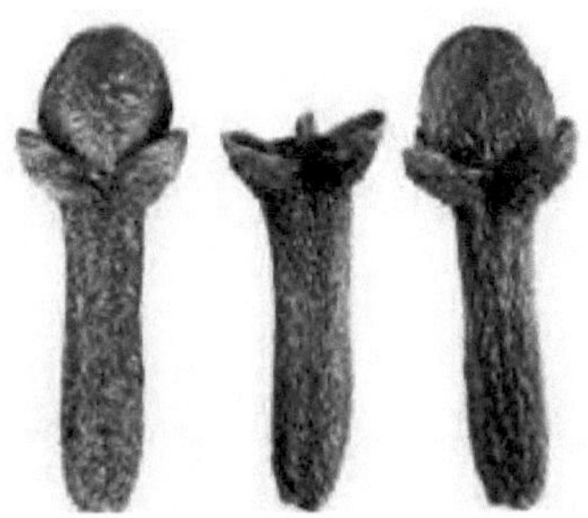

Fig. 3: Fruto de **Syzygium aromaticum**

1.3   . Componentes activos das plantas

Plantas	Componentes químicos		Constituintes com efeitos anti-fertilidade	Referências
Abrus precatorius	• Abrine, • Abralina, Abrasina, • Abricina, • Abrin, • Ácido abrusgénico, éster metílico do ácido abrusgénico, Abruslactona, Ácido abrusgénico, Antocianinas, Cálcio, Campesterol, Colina, Cicloartenol • Delfinidina, ácido gálico, • Glicirrizina, Hiporaforina, • N, N-dimetil-triptofano, • N,N-dimetil-triptofano-meto-catião-	• N,N-dimetil-triptofano-meto-catião-metil-éster, • Pectina, • Pentosanos, Fósforo, Picatorina, Ácidos poligalacturónicos, • Precasine, • Precatorina e Proteína Trigonelina Triterpenóides e saponinas - Glicirrizina e oleanólico • Abrus-saponinas I e II, • Aabrisapogenol, • β-amirina, • Esqualeno, • Abricina, • Abridin,	• Abrol, A • Abrasine, Precol, • Precasina, isoflavonóides e quinonas - Abruquinonas A, Б, C, O, E, F e G, • Abrine, • Abralina, • Abrasine, • Abricina, • Abrin, • Ácido abrusgénico, • Ácido abrusgénico-éster metílico, • Abruslactona, • Ácido abrússico, • Antocianinas, • Cálcio,	Prathyusha *et at.,* 2010

	metil-éster, • P- cumaroilgaloil glucodelfinidina, • Pectina, • Pentosanos, • Fósforo, delfinidina, ácido gálico, • Glicirrizina, Hiporaforina, • N,N-dimetil-triptofano, • P- cumaroilgaloil-lucodelfinidina,	• Cicloartenol, • Campesterol, • Colesterol e • â-Sitosterol	• Campesterol, • Colina, • Cicloartenol	
Ricinus communis	• Monoterpenóides (1, 8-cineol, cânfora e α- pineno) • Sesquiterpenóide (β-cariofileno), • Ácido gálico, • Quercetina, • Ácido gentísico, • Rutina, • Epicatequina • Ácido elágico • Indole-3-acético ácido (alcaloide cristalino, ricinina) • Forma éster do palmítico (1,2%), • Esteárico (0,7%), • Araquídico (0,3%)	• Esteróides, • Saponinas, • Alcalóides, • Flavonóides, • Glicosídeos, • Ricinina (0,55%) e N-desmetilricinina (0,016%), • Seisflavonas glicosídeos kaempferol-3-O-β- D- Xilopiranosídeo, • Kaempferol-3-O- β-D-glucopiranosídeo, • Quercetina-3-O-β- D-Xilopiranosídeo, • Quercetina-3-O-β- D-glucopiranosídeo, • Kaempferol-3-O- β-rutinosídeo e quercetina-3-O-β- rutinosídeo	• Esteróides, • Saponinas, • Alcalóides, • Flavonóides, • Glicosídeos, • Ricinina (0,55%) e N-demetilricinina (0,016%), • Seis glicosídeos de flavonas kaempferol-3-O-β- D-Xylopyranoside, • Kaempferol-3-O-β- D-glucopiranosídeo, • Quercetina-3-O-β- D-Xilopiranosídeo, • Quercetina-3-O-β- D-glucopiranosídeo, • Kaempferol-3-O-β-rutinosídeo e quercetina-3-O-β- rutinosídeo ricinoleico, I	Darmanin *et al.*, 2009 e Singh *et al.*, 2009 Khogali *et al.*, 2006 Kang *et al.*, 1985

		ricinoleico, I • Isoricinoleico, esteárico	Isoricinoleico, esteárico	
	• Hexadecenóico (0,2%), • Oleico (3,2%), • Linoleico (3,4%), • Linolénico (0,2%), • Ricinoleico (89,4%) • Ácido di-hidroxiesteárico • Ricinina • Ergost- 5-en-3-ol, estigmasterol, • Y-sitosterol fucosterol			
Syzygium aromaticum	• Ácido cítrico • Anthocyanis • Delphinididin-3-gentiobioside, • Maividina-3-laminaribiosídeo, • Pentunidina-3-gentiobiósido • Di-glicosídeos de cianeto	• Diglicosídeo de cianidina pentunidina e malvidina • Ácido gálico • Vit C, ácido nicotínico • Flavonóides, • Fenólicos	• Flavonóides, • Fenólicos • Cyanidingdi glicosídeos	Bhowmik *et al.*, 2012 Afify *et al.*, 2011 Chaieb *et al.*, 2007

1.4 Alterações anatómicas e hematológicas do testículo e do ovário em relação à contraceção à base de plantas

1.4.1 Alterações anatómicas do testículo

No caso dos homens, o testículo é o órgão primário ou gónada para a reprodução, uma vez que produz os espermatozóides (gâmeta masculino). Do mesmo modo, no caso da fêmea, a gónada é o ovário e produz o oócito (gâmeta feminino).

Mas devido ao tratamento com os extractos de ervas supracitados (aquosos e alcoólicos), são encontradas algumas alterações anatómicas (grosseiras e histológicas) nas gónadas.

Em termos gerais, o tamanho dos testículos tratados diminuiu e o peso também diminuiu em comparação com o controlo (Ralebona *et al.*, 2012).

Histologicamente, os túbulos seminíferos tratados apresentaram redução do número, mistura de espermátides de diferentes fases da espermatogénese, vacuolação intraepitelial, afrouxamento do epitélio germinativo e ocorrência de células gigantes (Mishra et al., 2015). No lúmen dos túbulos seminíferos não havia espermatozóides maduros, mas as espermátides estavam presentes, mas o número também era reduzido (Ekwere *et al.*, 2011). Fora dos túbulos seminíferos, estão presentes células de leydig e células de sertoli entre os espermatócitos dentro dos túbulos seminíferos. A quantidade de células de leydig e de células de sertoli diminuiu e a sua morfologia também mudou em comparação com o controlo (Sharma *et al.*, 2013). Estas alterações na anatomia dos testículos deveram-se ao tratamento com os produtos à base de plantas para fins de contraceção.

1.4.2 Alterações anatómicas do ovário

No ovário tratado, foram encontrados muito poucos desvios em comparação com o controlo. Nalguns casos, apenas foi observada a redução do tamanho.

Histologicamente, registaram-se alterações notáveis no ovário. Os principais desvios histológicos foram observados na teca interna e na teca externa. Após o 3.º dia, a teca interna estava totalmente rompida e só se observavam vestígios, ao passo que, no 4.º e no 5.º dia, a teca interna e a teca externa apresentavam ambas degenerescência. Até esta fase, não foi observado qualquer folículo maduro ou em desenvolvimento (Sharma *et al.*, 2003).

O tamanho dos folículos também diminuiu, a distensão folicular é grande e a necrose do estroma é extensa, com uma celularidade moderadamente reduzida. Foram observados poucos vasos no ovário tratado, mas não foram observados pontos hemorrágicos. No entanto, os folículos eram menos numerosos e estavam localizados na periferia, sem oócitos primários, em comparação com o controlo. Também se observaram espaços foliculares claros, células da granulosa distorcidas e reduzida celularidade no estroma. Verificou-se uma alteração gordurosa extensa no ovário invertido em comparação com o controlo (Okoko *et al.*, 2011).

1.4.3 Alterações hematológicas devidas à aplicação de contraceptivos à base de plantas

Os grupos tratados com o extrato aquoso do extrato de ervas apresentaram valores mais baixos ($p<0,05$) de MCH, MCHC e contagem de leucócitos do que os controlos. Foram registados valores significativamente mais elevados ($p<0,05$) de Hb. conc. em alguns grupos, e a contagem de RBC e WBC foi inferior à dos controlos. Os valores de PCV também foram mais baixos (Sharma *et al.*, 2013).

Numa investigação diferente com o extrato de *Abrus precatorius*, inicialmente após o tratamento, os parâmetros hematológicos, como o VHCM, o VHC, os leucócitos, os eritrócitos e o VPC, diminuíram em comparação com os do controlo (Pokharkkar *et al.*, 2012)

1.5   Contraceção à base de plantas: Uma ideia de fronteira

Nos últimos tempos, foi realizado um grande número de investigações com o objetivo de descobrir um contracetivo eficaz proveniente da natureza, utilizando uma única planta ou erva. Mas na natureza, existem muitas plantas com atividade antifertilidade ou contraceptiva. A combinação de algumas delas pode ter propriedades farmacológicas sinérgicas e potenciadoras, se a dose for mantida corretamente.

Atualmente, a exploração de um extrato de ervas mais seguro e eficaz para a contraceção é uma necessidade premente. O principal objetivo de tal formulação é a comercialização de um novo tipo de produto à base de plantas que pode ser uma combinação de alguns extractos de ervas e que não deixará efeitos secundários no corpo. Curiosamente, este extrato pode ser utilizado em ambos os sexos. A melhor eficácia deste extrato de ervas é que, depois de parar a administração deste produto à base de ervas, a atividade normal do ovário e dos testículos é recuperada. Esta investigação pode ser uma atividade evolutiva neste domínio. Assim, a combinação do contracetivo à base de plantas (*Abrus precatprius, Ricinus communis* e *Syzygum aromaticum*) pode ser uma atividade de fronteira.

1.6   Perspectivas e justificação da investigação

Em todo o mundo, foi realizado um grande número de estudos sobre contraceção e os seus vários métodos, especialmente utilizando os produtos à base de plantas com atividade contraceptiva e os seus efeitos em diferentes partes do corpo de animais e humanos. Por outro lado, ainda há falta de investigação sobre métodos à base de plantas para a contraceção em ratos no Bangladesh. Esta tese pretende colmatar esta lacuna e descobrir um medicamento combinado para a contraceção, que é o extrato de ervas sem efeitos adversos no corpo.

As pílulas contraceptivas disponíveis no mercado têm muitos efeitos secundários inevitáveis no corpo. Atualmente, as investigações sobre os efeitos das pílulas contraceptivas revelaram que o risco de diferentes doenças e complicações está a aumentar de dia para dia entre as mulheres que tomam pílulas contraceptivas por via oral. Os problemas mais comuns ou efeitos secundários associados às pílulas comerciais são apresentados de seguida:

• Deposição excessiva de gordura no útero, ovário e trompas de Falópio das mulheres que impedem a conceção no futuro. Estas pílulas também rompem a camada epitelial do útero. Estas pílulas têm efeitos adversos nos diferentes órgãos vitais do corpo.

• Estes aumentam o peso corporal e, consequentemente, aumentam o risco de hipertensão.

• No rim, estes têm muitos efeitos adversos. Depositam gotículas de gordura em excesso e diminuem a atividade do rim.

- No fígado, estas depositam gotículas de gordura excessivas que impedem o bom funcionamento do fígado.

- O ciclo menstrual torna-se doloroso.

- A menstruação irregular torna-se um fenómeno comum.

- Uma investigação realizada nos Estados Unidos da América revelou que o risco de cancro da mama aumenta cerca de 50% nas mulheres que tomam pílulas contraceptivas.

- O efeito mais alarmante da pílula contraceptiva é que provoca a esterilidade permanente nas mulheres que a tomam regularmente.

Desequilíbrio hormonal em alguns casos.

- Diminuição do desejo sexual ou da libido.

- Hemorragia súbita indesejada/inesperada do útero devido a pílulas de baixa qualidade.

Em comparação com estas pílulas anticoncepcionais comerciais químicas, os extractos de ervas são muito melhores, não tendo este tipo de impactos negativos.

Uma vasta gama de fitoquímicos presentes em *Abrus precatorius*, *Ricinus communis* e *Syzygium aromaticum* pode ser utilizada para contraceção, o que pode evitar alterações histo-morfológicas nos órgãos reprodutores. Além disso, até à data, a investigação sobre os efeitos dos extractos de ervas a nível celular, especialmente nos órgãos vitais, ainda é desconhecida.

Além disso, esta investigação criará preocupação entre as pessoas em massa, poupará dinheiro e vidas; será útil para o modelo humano e poderá ser utilizada em seres humanos para o controlo da natalidade. É possível que futuras investigações se baseiem na presente investigação e que ajudem o governo a tomar iniciativas para controlar a natalidade de uma forma segura e eficaz.

Por conseguinte, a presente investigação sobre os efeitos contraceptivos das ervas (*Abrus precatprius, Ricinus communis* e *Syzygium aromaticum*) na anatomia do testículo e do ovário em ratos albinos suíços pode ser uma investigação de fronteira.

1.7 Objectivos

Os objectivos específicos desta investigação são:

- Observar as alterações anatómicas grosseiras no testículo e no ovário devido ao tratamento com extrato de ervas para contraceção

- Observar as alterações histológicas no testículo e no ovário devido ao tratamento com extrato de ervas para contraceção

- Observar as alterações hematológicas nos ratos (machos e fêmeas) devido ao tratamento com extrato de ervas para contraceção

- Descobrir os efeitos da frequência da dose de tratamento para a contraceção à base de plantas em ratinhos albinos suíços

CAPÍTULO 2

REVISÃO DA LITERATURA

PALAVRAS-CHAVE:

❖ Contraceptivos à base de plantas

❖ Necessidade de contraceptivos à base de plantas

❖ Tipos de contraceptivos

❖ As pílulas contraceptivas comerciais e os seus efeitos nefastos

❖ Anticoncepcionais à base de plantas e suas vantagens

❖ Os principais fitoquímicos que provocam a contraceção

❖ Efeitos dos contraceptivos à base de plantas em vários órgãos do corpo

❖ Efeitos do tratamento à base de plantas no testículo

❖ Efeitos do tratamento à base de plantas no ovário

❖ Efeitos do tratamento com ervas na hematologia dos ratos

❖ Perspectivas de fronteira da contraceção à base de plantas

O aumento exponencial da população humana no mundo desafiou todos os planos de desenvolvimento e obrigou a humanidade a investigar a regulação da fertilidade em todo o mundo, o Bangladesh não está fora de questão (Sharma *et al.*, 2012).

O problema da população é um dos maiores problemas que o país enfrenta, com consequências inevitáveis em todos os aspectos do desenvolvimento, nomeadamente no emprego, na educação, na habitação, nos cuidados de saúde, no saneamento e no ambiente. De acordo com o National Institute of Population Studies Islamabad (2006), o Paquistão, com uma população total de 156,26 milhões de habitantes, é o sexto maior país na ordem de classificação da população, depois da China, da Índia, dos EUA, da Indonésia e do Brasil, tendo ultrapassado o Japão, o Bangladesh, a Nigéria, a Rússia, etc. O Paquistão é um dos países pioneiros na adoção do programa nacional de planeamento familiar. No entanto, apesar dos enormes contributos, os progressos não têm sido satisfatórios. Os maus resultados devem-se sobretudo à concentração na esterilização, na cirurgia e nos contraceptivos; as medidas anti-fertilidade foram totalmente negligenciadas. A taxa de prevalência de contraceptivos no Paquistão é a mais baixa de todos os países muçulmanos (36%), sendo de 58, 59, 60, 74, 55 e 71% no Bangladesh, Egito, Indonésia, Irão, Malásia e Turquia, respetivamente. Além disso, a maior parte da população do país vive em zonas rurais e essas pessoas não têm acesso aos métodos modernos de planeamento familiar. O método tradicional de esterilização baseado em medicamentos à base de plantas é utilizado para controlar a taxa de crescimento da população, incluindo o aborto nas primeiras semanas, a prevenção da conceção ou a esterilização de um dos membros do casal. A leitura da literatura revelou que já foi feito trabalho suficiente sobre diferentes aspectos medicinais das plantas desta área, exceto no que diz respeito a doenças ginecológicas, ervas abortivas e plantas utilizadas para induzir o aborto. Uma leitura da literatura (Morelli, 1983; Jackson, 1989; Jain, 1996; Howard, 1997; Rashid *et al.*, 1997; Ashfaque e Zaidi, 1998; Siddiqui *et al.*, 1998; Khan, 2000; Shinwari e Gillani,

2003; Mukherjee, 2004; Shah e Khan, 2006; Shah, 2006; Hussain *et al* ; 2006; Aftab *et al* ; 2007). Assim, a documentação sistemática dos conhecimentos indígenas sobre a utilização destes recursos vegetais pela população local e o seu exame químico e biológico seriam úteis para a descoberta de novos agentes terapêuticos. Tendo em conta este facto, foi realizada a presente investigação. Sendo o presente estudo a primeira referência, pretende-se documentar o conhecimento tradicional sobre plantas medicinais utilizadas como medicamentos fitoterapêuticos antifertilidade e abortivos.

Os agentes químicos sintéticos atualmente utilizados como método de regulação da fertilidade possuem a combinação de compostos hormonais e não hormonais que têm vários efeitos secundários. Os medicamentos à base de plantas do subcontinente indiano revelaram um potencial significativo de regulação da fertilidade das espécies de mamíferos que pode ser explorado para desenvolver um medicamento antifertilidade. As plantas desta região foram analisadas experimentalmente utilizando técnicas modernas para identificar a sua atividade antifertilidade (Sharma *et al.*, 2003). Estes contraceptivos à base de plantas são considerados amigos do ambiente e podem ser facilmente disponibilizados e acessíveis mesmo nas zonas rurais.

2.1 Contraceptivos à base de plantas

Antes deste estudo recente, não havia provas deste tipo de contraceção à base de plantas. Todas as investigações anteriores incidiam sobre o efeito único de diferentes extractos de ervas. Mas esta investigação revela um novo tipo de contracetivo à base de plantas, misturando 3 extractos de ervas diferentes, uma vez que os constituintes activos que permanecem nestas plantas têm um efeito sinérgico que promoveu o efeito da contraceção.

2.2 Necessidade de contraceptivos à base de plantas

Os medicamentos tradicionais à base de plantas e as suas formulações implicam geralmente a utilização de extractos de plantas medicinais. A maioria dos utilizadores de contraceptivos no mundo são mulheres. Uma vez que as mulheres das zonas rurais e dos países em desenvolvimento têm dificuldade em aceder aos contraceptivos modernos, os contraceptivos à base de plantas constituem uma oportunidade para utilizarem medicamentos baratos, potenciais e eficazes, com menos efeitos secundários, sobretudo para as mulheres que vivem nas zonas rurais dos países em desenvolvimento com uma população muito elevada, como a Índia, a China, a África e o Bangladesh. Os medicamentos à base de plantas requerem um teste da sua eficácia e efetividade, uma vez que comportam riscos menores (Firenzuoli e Gori, 2007). O elevado custo dos medicamentos modernos, a indisponibilidade em zonas remotas e os efeitos secundários graves aumentaram a procura de medicamentos à base de plantas, que são obtidos a partir de extractos de plantas. Os compostos activos dos extractos de plantas foram isolados para a preparação de um medicamento específico (Balunas *et al*, 2005)

2.3 Tipos de contraceptivos

Até hoje, são utilizados vários tipos de métodos contraceptivos à base de plantas. Estes podem ser classificados de acordo com a sua utilização e modo de ação.

2.3.1 Tipos de contraceptivos à base de plantas de acordo com a sua utilização:

2.3.1.1 Contracetivo diário:

Alguns contraceptivos à base de plantas têm um efeito cumulativo no organismo, pelo que têm de ser tomados regularmente (normalmente diariamente) para manter o efeito contracetivo. É necessário tomar regularmente para estabelecer a eficácia, pelo que deve ser utilizado um método de barreira. O inhame selvagem e o óleo de neem são as substâncias utilizadas como contracetivo herbal diário (Umadevi *et al.*, 2013)

Inhame selvagem:

É um bom exemplo de um contracetivo típico à base de plantas, tomado diariamente, que necessita de um período de tempo para estabelecer a sua eficácia e que apresenta resultados mistos. A eficácia deste contracetivo à base de plantas varia, mas as pessoas continuam a utilizar este método com frequência (Rajendra *et al.*, 2011).

Óleo de Neem:

O óleo de neem é o óleo da árvore de neem do subcontinente indiano, com inúmeras utilizações, usado para quase tudo. Existe bastante investigação científica disponível sobre esta erva, tanto para usos gerais como para usos contraceptivos. A maior parte da investigação foi efectuada neste subcontinente, o local de origem da árvore. Existem algumas preparações comerciais feitas de óleo de Neem que podem ser utilizadas para contraceção tanto para homens como para mulheres. Para as mulheres, é utilizado por via vaginal como espermicida, e os homens utilizam-no por via oral como contracetivo diário para induzir a esterilidade temporária (Mishra et al., 2009).

2.3.1.2 Inibidores de implantação:

Alguns contraceptivos à base de plantas têm a capacidade de interferir com a implantação, o efeito real no corpo pode variar de erva para erva, mas o resultado final dificulta a implantação do óvulo ou a sua fixação na parede uterina. A implantação ocorre cerca de 6 dias após o óvulo ter sido fertilizado. Se o óvulo não conseguir agarrar-se à parede uterina, não consegue sobreviver, começa a decompor-se e a menstruação chega como habitualmente (Bala *et al.*, 2014).

Podem afetar o ovário, o útero, a produção de hormonas, inibir a ação hormonal, interferir com a implantação e a produção de espermatozóides. Algumas delas impedem a fertilização, gerando uma camada protetora à volta do óvulo. Com base nestas acções, as plantas podem ser divididas em diferentes categorias:

• **Os medicamentos antifertilidade** são os medicamentos que impedem a formação de gâmetas e interferem no processo de fertilização.

• **Os fármacos antiovulatórios** são os agentes antifertilidade que induzem a infertilidade através da supressão da ovulação. Estes medicamentos são incorporados por via oral ou por injeção.

• **Os medicamentos anti-implantação** são os agentes que impedem a fixação ou a penetração do óvulo fertilizado no útero.

• **Os abortivos** são as substâncias que provocam a expulsão precoce do feto. (Kabra *et al*, 2013).

2.4 As pílulas contraceptivas comerciais e os seus efeitos nefastos

A pílula anticoncecional comercial é o medicamento ou comprimido que contém hormonas ou outras substâncias químicas e que é tomado diariamente por via oral, também designado popularmente apenas por "pílula". Como estes comprimidos contêm hormonas, prejudicam o mecanismo normal do corpo (nível normal de hormonas no sangue). E, a longo prazo, impedem a conceção.

As pílulas contraceptivas disponíveis no mercado têm muitos efeitos secundários inevitáveis no corpo. Atualmente, as investigações sobre os efeitos das pílulas contraceptivas revelaram que o risco de diferentes doenças e complicações está a aumentar de dia para dia entre as mulheres que tomam pílulas contraceptivas por via oral.

As drogas sintéticas ou de base química podem interferir com o sistema endócrino e produzir efeitos reprodutivos, neurológicos, de desenvolvimento e metabólicos no organismo. Estes compostos podem ter efeitos negativos sobre a síntese, a secreção, o transporte e a atividade das hormonas naturais. Perturbam o nível hormonal normal, quer inibindo a produção e o metabolismo das hormonas, quer bloqueando a ação hormonal. Alguns exemplos são referidos a seguir:

❖ Os pesticidas, os ftalatos e os plastificantes inibem a produção de androgénios que, por sua vez, afectam o desenvolvimento sexual masculino.

❖ Os alquilfenóis, o bisfenol A, as dioxinas, os metais pesados, os fungicidas e os insecticidas impedem a síntese de estrogénio e progesterona, afectando assim o desenvolvimento sexual feminino.

❖ Estes produtos químicos revelaram alguns outros efeitos adversos no sistema reprodutor, tais como:

❖ Infertilidade temporária ou permanente

❖ Toxicidade para as gónadas

❖ Cancro das células germinativas do testículo

❖ Cancro da mama/próstata

❖ Defeitos congénitos e problemas de desenvolvimento do cérebro.

❖ Endometriose

❖ Puberdade precoce

2.5 Contraceptivos à base de plantas/controlo da natalidade e suas vantagens

Desde a antiguidade que a humanidade tem utilizado plantas para curar doenças e aliviar sofrimentos físicos, devido à melhor aceitabilidade cultural, à melhor compatibilidade com o corpo humano, aos menores efeitos secundários e à eficácia de muitos medicamentos tradicionais, o que é agora um facto aceite. Mais de 35.000 espécies de plantas estão a ser utilizadas em várias culturas humanas em todo o mundo para fins medicinais (Lewington, 1993). Cerca de 80% da população mundial depende dos medicamentos tradicionais para os cuidados de saúde primários, a maioria dos quais envolve a utilização de extractos de plantas (Sandhya *et al.*, 2006).

Os contraceptivos à base de plantas oferecem alternativas para as mulheres que têm problemas ou não têm acesso a opções de contraceptivos modernos, em particular as mulheres que vivem nas zonas rurais dos países em desenvolvimento com uma população muito elevada, como a Índia, a China, a África (Nigéria) e o Bangladesh. O estudo da potência e da toxicidade das plantas locais reputadas como anticoncepcionais na medicina popular destes países pode gerar uma maior confiança e uma maior aceitação dos contraceptivos à base de plantas. No entanto, a procura de uma preparação vegetal oralmente ativa, segura e eficaz ou do seu composto ainda não é necessária para a regulação da fertilidade devido à inibição incompleta da fertilidade ou aos efeitos secundários (Samuel *et al.*, 2009).

Historicamente, têm sido utilizadas numerosas ervas para reduzir a fertilidade e a investigação científica moderna confirmou os efeitos anti-fertilidade de, pelo menos, algumas das ervas testadas. A contraceção à base de plantas pode nunca atingir o nível de proteção contraceptiva da pílula, mas oferece alternativas para as mulheres que têm dificuldades com as opções contraceptivas modernas ou que apenas querem experimentar uma forma diferente.

Sabe-se muito pouco sobre muitas das ervas, ou sobre os efeitos secundários a longo prazo ou preocupações de segurança. Os contraceptivos à base de plantas são uma categoria de ervas que têm um efeito antifertilidade. Há muitas maneiras diferentes pelas quais as ervas podem prejudicar a fertilidade. Algumas ervas podem afetar o ovário, enquanto outras actuam sobre o útero, afectam a produção normal de hormonas ou bloqueiam determinadas hormonas. Para muitas delas, não compreendemos realmente a sua ação ou como ganharam a sua reputação. Algumas ervas têm a capacidade de interferir com a implantação; estas ervas podem ser tomadas consoante as necessidades e são úteis como contracetivo de emergência. Existem também algumas ervas que interferem com a produção normal de esperma ou com a sua mobilidade. Cada erva é usada à sua maneira, por isso é importante ter uma ideia de como são usadas ou podem ser usadas.

Vantagens da contraceção à base de plantas:

São fáceis de obter, mesmo nas zonas rurais, onde as pílulas contraceptivas comerciais não estão disponíveis. Mais importante ainda, os produtos à base de plantas são menos prejudiciais para a saúde em comparação com as pílulas químicas ou sintéticas, uma vez que são originárias da natureza. Os contraceptivos à base de plantas oferecem alternativas para as mulheres que têm problemas ou não têm acesso a opções contraceptivas modernas, em particular as mulheres que vivem nas zonas rurais dos países em desenvolvimento com uma população muito elevada, como a Índia, a China, a África (Nigéria) e o Bangladesh. O estudo da potência e da toxicidade das plantas locais reputadas como anticoncepcionais na medicina popular destes países pode gerar uma maior confiança e uma maior aceitação dos contraceptivos à base de plantas. No entanto, a procura de uma preparação vegetal oralmente ativa, segura e eficaz ou do seu composto ainda não é necessária para a regulação da fertilidade devido à inibição incompleta da fertilidade ou aos efeitos secundários

(Samuel *et al.*, 2009). Até mesmo os produtos à base de plantas são os principais, seguros e não estão ao alcance das pessoas pobres.

Foi estudado que a exposição pré-natal ao Bisfenol A provoca ciclos reprodutivos irregulares em ratos devido à alteração das secreções hipotalâmicas que controlam diretamente a secreção da hormona leutinizante e, consequentemente, a ovulação. (Schug et al, 2011) Devido a estas razões, os medicamentos de origem natural são mais preferidos atualmente.

2.6 Os principais fitoquímicos que provocam a contraceção

No que diz respeito ao medicamento à base de plantas, os extractos de plantas medicinais podem ser utilizados como medicamento na sua forma purificada para induzir a infertilidade. Sabe-se também que os ingredientes activos presentes nas plantas que podem ser úteis para a obtenção de medicamentos são os **alcalóides, os glicosídeos, as saponinas, os taninos, os terpenóides, os isoflavonóides,** etc. Entre estes, os alcalóides são um dos grupos abundantes de metabolitos secundários responsáveis pela cura de certas doenças como a malária, a diabetes, o cancro, a diarreia, a hipertensão, etc. e também são utilizados na anestesia local e no alívio da dor. Observou-se que os alcalóides são os únicos fitoconstituintes que podem ser responsáveis pela alteração dos sistemas reprodutivos em animais e humanos, em plantas estudadas anteriormente.

Por exemplo, a *Areca catechu* contém alcalóides, nomeadamente **arecolina, pilocarpina e muscarina**. *A Claviceps-purpurea* contém **ergometrina, ergotamina, ergocristina, ergoflavina, betaína do ácido ergótico, clavicepsina e ácido lático**. A *Rauwolfia serpentine* contém **Indolealcalóide, Ajmalina, Serpentina, rescinnanina, ioimbina, ajmalicina, reserpinina.** *Solanum marginatum* possui **alcalóides esteroidais - Solasodina.** *Cissampelos sympodialis* contém **Wariftene, Milonine.** Estas plantas têm uma atividade antifertilidade testada em vários modelos animais. Várias plantas foram estudadas com os seus compostos bioactivos conhecidos e foi relatado que estes ingredientes activos têm um efeito antifertilidade, antiovulatório, antiimplantação e abortivo em animais (Choudhury andjadhav, 2013).

2.7 Efeitos do anticoncecional à base de plantas em vários órgãos do corpo

A utilização de métodos à base de plantas para a regulação da fertilidade é uma alternativa amplamente aceite aos medicamentos sintéticos que contêm produtos químicos com efeitos secundários (Sharma *et al.*, 2012).

Já foram efectuados vários estudos para investigar os efeitos da formalina em vários sistemas do corpo.

A administração intraperitoneal de sementes *de Citrullus colocyn- this* a ratos dos grupos experimentais provocou algumas alterações histopatológicas nos seus fígados. As secções do fígado mostraram pequenas hemorragias em muitos lóbulos e congestão das veias centrais e sinusóides, acompanhadas de uma inflamação inespecífica ligeira com necrose hepatocelular. Observou-se um infiltrado misto de neutrófilos e linfócitos envolvendo o parênquima, mas sem lesão das vias biliares. Foi observada uma alteração morfológica nos hepatócitos, incluindo cariorrexe, cromatólise e granulação do citoplasma utilizando a coloração H&E, especialmente com doses de 200, 400 mg/kg b.wt. Foram observadas fibras de colagénio e reticulares no parênquima mais do que no grupo de controlo com uma dose de 400 mg/kg b.wt. utilizando coloração de reticulina. Todos estes efeitos foram dependentes da dose (Farzaneh *et al.*, 2006).

O exame histológico revelou focos de infiltração linfocítica nas áreas portais do fígado. Os ratos que receberam o extrato da planta tinham poucos espermatozóides no epidídimo. Verificou-se uma degeneração grave do epitélio dos túbulos seminíferos caracterizada pelo desaparecimento do epitélio de revestimento e pela presença de células de Sertoli dispersas. Foram também observadas algumas espermatogónias e algumas células gigantes multinucleadas intratubulares (Adedapo *et al.*, 2007).

Piper longum Linn (Piperaceae) (pó de frutos e raízes) é administrado com leite fervido no sistema de medicina tradicional indiana para o tratamento de doenças do fígado e iterícia. No entanto, a base bioquímica e o mecanismo da ação hepatoprotectora do extrato de leite de *Piper longum* não estão cientificamente estudados. Assim, o presente estudo foi concebido para investigar a atividade hepatoprotectora do extrato de leite de Piper longum. O tetracloreto de carbono (CCU) foi usado como hepatotoxina na dose de 0,5 ml/kg p. o. com azeite (1: 1) três vezes por semana durante 21 dias para produzir o tipo reversível crônico de necrose hepática. Após o tratamento com extrato de leite de *Piper longum* (200 mg / dia p. o. por 21 dias), um efeito hepatoprotetor significativo foi observado no dano hepático induzido por CCU, como evidente pela diminuição do nível de enzimas séricas, bilirrubina total e bilirrubina direta. O efeito hepatoprotetor de Piper longum é comparável ao medicamento padrão silimarina (25 mg/kg/dia p. o. por 21 dias) (Patel *et al.*, 2009).

2.8 Efeitos do tratamento à base de plantas no testículo

O tratamento com Piper também teve efeitos no peso do testículo, epidídimo e vesícula seminal em ratos tratados com doses de 25 e IOO mg/kg de peso corporal durante 20 dias em comparação com os controlos (Raghav *et al.*, 2008).

Em geral, os túbulos seminíferos afectados apresentavam uma mistura de espermátides de diferentes fases da espermatogénese, vacuolação intra-epitelial, afrouxamento do epitélio germinativo e ocorrência de células gigantes. As células gigantes continham 2-3 núcleos de espermátides redondas.

Alterações degenerativas não uniformes nos túbulos seminíferos, com os túbulos afectados a apresentarem vacuolação intra-epitelial, formação de elos gigantes e afrouxamento do epitélio germinativo. Também foram relatadas alterações histológicas semelhantes em testículos de ratos após o tratamento com os extractos aquosos de folhas de *Azadirachta indica* (Mishra *et al.*, 2005) e *Allamonda catharica* e vários outros agentes anti-espermatogénicos, como o ácido tetra-acético de gossipol (Dinesh *et al.*, 2013) e nitrofurazona (Demerdash *et al.*, 2004).

Não foram encontradas diferenças significativas entre os pesos corporais iniciais e finais dos ratos tratados e dos controlos; todos os animais mantiveram uma aparência saudável durante todo o período de investigação. No entanto, foram observadas reduções significativas nos pesos do epidídimo e da vesícula seminal em ratos tratados com doses mais elevadas (30 e 60 mg) em comparação com os controlos (Raghav *et al.*, 2013).

Os resultados do presente estudo indicam que o tratamento com *Syzygium aromaticum* não causou alterações no peso corporal dos animais tratados, sugerindo que o tratamento não teve qualquer efeito tóxico sistémico nos ratos. O epidídimo dos mamíferos desempenha um papel significativo na maturação funcional dos espermatozóides, e um nível ótimo de ácido siálico (um verdadeiro produto secretório do epidídimo) é essencial para a integridade funcional dos espermatozóides (Prasad *et al.*, 1973 e Hamilton *et al.*, 1975).

Um aumento marginal na motilidade dos espermatozóides em ratos tratados com uma dose mais baixa de *Syzygium aromaticum* do que nos controlos pode ser devido à melhoria do ambiente funcional do epidídimo, uma vez que também houve um aumento no epidídimo (Raghav *et al.*, 2013).

O grupo tratado com Diane-35 também apresentou uma estrutura testicular normal, mas os túbulos seminíferos continham menos espermátides do que o grupo 2, não tendo sido encontrados espermatozóides maduros (Ekware *et al.*, 2011).

Os tecidos testiculares do grupo tratado com RICOM 1013-J apresentaram um aspeto histológico normal à microscopia ótica. Os túbulos seminíferos mostraram uma divisão meiótica ativa, como indicado pelos numerosos espermatócitos primários. O lúmen dos túbulos também continha espermátides, mas nenhum espermatozoide maduro (Ekware *et al.*, 2011).

A exposição de ratos à SHP não diminuiu o número de espermatozóides testiculares, mas diminuiu o número de espermatozóides epididimários, a motilidade e a viabilidade dos espermatozóides. A SHP também não aumentou as anomalias dos espermatozóides. A ingestão de SHP não prejudicou a génese dos espermatozóides durante o período de investigação, mas teve um impacto negativo no armazenamento de espermatozóides no compartimento epididimal, reduziu a motilidade e aumentou as anomalias dos espermatozóides. Estas observações nos ratos tratados com SHP podem ser o resultado de um meio interno alterado e hostil do epidídimo causado por espécies reactivas de oxigénio, uma vez que a dose elevada de SHP levou a um aumento significativo do MDA, um índice de peroxidação lipídica, nos testículos e espermatozóides de ratos no presente estudo. Foi demonstrado que o aumento da peroxidação lipídica da membrana do esperma impede a motilidade do progresso do esperma e aumenta a porcentagem total de anormalidades do esperma, além de causar uma perda dramática no potencial de fertilização do esperma (Demerdash *et al.*, 2004).

O exame histológico dos testículos mostrou os testículos no controlo com espermatozóides normais, mas o grupo tratado mostrou uma necrose variável dos túbulos seminíferos (Igweze *et al.*, 2014).

2.9 Efeitos do tratamento à base de plantas no ovário

Este facto está em consonância com os resultados obtidos em ovários de espécies normais de ratos, tal como descrito. Isto mostra que as secções das ratas de controlo apresentaram consistentemente uma boa preservação histológica, indicando que o método de fixação e o processamento dos tecidos foram óptimos. No entanto, os ovários das ratas tratadas apresentaram efeitos variáveis. Registou-se uma redução do tamanho, uma grande distensão folicular e uma extensa necrose do estroma.

As secções dos ovários das ratas tratadas sacrificadas na manhã do proestro (9h00) apresentavam uma forma ovoide normal semelhante à do controlo. No entanto, os folículos eram menos numerosos e estavam localizados na periferia, sem oócitos primários, em comparação com o controlo. O exame histológico do ovário invertido revelou um ovário cujo tamanho é semelhante ao do controlo. Além disso, foram observados espaços foliculares claros, células da granulosa distorcidas, celularidade reduzida no estroma e poucos vasos sanguíneos sem pontos hemorrágicos. Verificou-se uma alteração gordurosa extensa no ovário invertido em comparação com o controlo.

Após um e dois dias de tratamento: Foi observada uma mudança importante na histoarquitectura num grande número de folículos. A foliculogénese foi suspensa e não foi observada qualquer evidência de folículo graafiano pós-parto ou de ovulação, mas não se verificou qualquer alteração significativa na teca interna vascular e na teca externa, de acordo com Arora, 2013.

Após três, quatro e cinco dias de tratamento: Os efeitos proeminentes observados após 24 e 48 horas também persistiram após três, quatro e cinco dias de tratamento e foram observados desvios histológicos importantes na teca interna e na teca externa. Após o 3.º dia, a teca interna estava totalmente rompida e só se observavam vestígios, ao passo que no 4.º e no 5.º dia, a teca interna e a teca externa apresentavam degeneração. Até esta fase, não foi observado qualquer folículo maduro ou em desenvolvimento (Arora, 2013).

2.10 Efeitos do tratamento com ervas na hematologia dos ratos

Duas semanas após o tratamento, o Grupo 2 que recebeu a dose mais baixa de extrato aquoso de botões de cravinho apresentou os valores mais baixos ($p<0,05$) de MCH, MCHC e contagem de leucócitos do que os controlos. Foram registados valores significativamente mais elevados ($p<0,05$) de Hb nos Grupos 3 e 4, de hemácias nos Grupos 2, 3 e 4 e a contagem de leucócitos foi mais elevada ($p<0,05$) no Grupo 4 do que nos controlos. Os valores de PCV foram mais elevados ($p<0,05$) nos grupos 2, 3 e 4 do que nos do grupo 1 (controlos). A contagem de linfócitos foi maior ($p<0,05$) e a de neutrófilos foi menor ($p<0,05$) nos grupos de teste do que no grupo de controlo 1. Os valores de VCM permaneceram inalterados (Shama *et al.*, 2013).

Os valores dos parâmetros sanguíneos como RBC, WBC, Hb. conc. e PCV diminuíram no grupo tratado de acordo com Pokharkar *et al.*, 2009.

Grupo	Controlo	Tratados
Hemácias 10^6 /mm³	8.22	6.05
Leucócitos 10^3 /mm³	6.81	5.86
Hb Conc g/dl	13.26	10.16
PCV %	48	41.25

Apesar da disponibilidade de várias modalidades de contraceptivos, um dos maiores desafios no domínio das ciências farmacêuticas e médicas é a procura de métodos mais recentes, mais potentes, adicionalmente seguros e menos dispendiosos, que exijam uma administração pouco frequente e auto-administrada e que tenham um efeito antifertilidade duradouro mas completo. Estão a ser feitos esforços para explorar a riqueza oculta das plantas medicinais para uso contracetivo. A medicina herbácea deve ser uma das formas comuns de terapia disponível para grande parte da população mundial com propriedades antifertilidade (Kaur *et al.*, 2011).

2.11 Perspectivas de fronteira da contraceção à base de plantas

Já foram realizados vários estudos sobre a eficácia contraceptiva de diferentes plantas, mas a presente investigação foi a primeira em que se utilizou uma combinação de extractos de plantas à base de plantas. Os efeitos biológicos, especialmente os valores contraceptivos das plantas utilizadas, são muito elevados, tendo uma capacidade de liderança para o desenvolvimento de um medicamento novo, seguro, eficaz e mais barato no futuro. Mas é necessário um estudo mais elaborado, investigações farmacológicas, ensaios clínicos, mais exploração e sensibilização do público para a melhor utilização das suas propriedades medicinais. Por conseguinte, os empresários industriais também devem avançar com novos conceitos e passos para a melhor utilização desta potencial planta medicinal e para criar um novo tipo de contracetivo à base de plantas que seja compatível com a saúde e esteja ao alcance das massas populares.

CAPÍTULO 3

MATERIAIS E MÉTODOS

PALAVRAS-CHAVE:

- ❖ Declaração da experiência
- ❖ Animais de laboratório
- ❖ Criação e cuidados
- ❖ Conceção experimental
- ❖ Plantas experimentais
- ❖ Extração de plantas
- ❖ Procedimentos de tratamento experimental
- ❖ Recolha de amostras
- ❖ Conservação das amostras
- ❖ Processamento de tecidos
- ❖ Coloração de rotina do tecido com Hematoxilina e Eosina
- ❖ Montagem
- ❖ Estudo macroscópico e histológico
- ❖ Testes hematológicos
- ❖ Análises estatísticas
- ❖ Fotografia e ilustração

3.1 Declaração da experiência

A experiência sobre o controlo da natalidade à base de plantas em ratos albinos suíços, com especial referência às alterações histomorfológicas, fisiológicas e hematológicas, foi realizada no laboratório do Departamento de Anatomia e Histologia, Universidade Agrícola do Bangladesh, Mymensingh-

2202, e as amostras recolhidas também foram processadas neste laboratório de janeiro a junho de 2015.

3.2 Animais de laboratório

Vinte e cinco (25) ratinhos albinos suíços brancos (*Mus musculus*), machos e fêmeas, com trinta (30) dias de idade, foram adquiridos no Animal Resource Center, ICDDR, B, Mohakhali, Dhaka. Antes de serem utilizados na experiência, os ratos foram criados durante 15 dias para se habituarem ao ambiente e também para atingirem a idade de maturidade sexual (uma vez que os ratos albinos suíços, tanto machos como fêmeas, atingem a maturidade sexual entre 45 e 48 dias de idade). Para observar a capacidade reprodutiva normal dos ratos, aos 45 dias de idade os ratos machos e fêmeas foram mantidos juntos e a primeira paridade foi registada aos 58 dias de idade (uma vez que o período de incubação é de 14 dias). Depois disso, aos 60 dias de idade, a experiência foi iniciada. Os ratos foram alojados em gaiolas metálicas rectangulares compartimentadas (9x11x7 polegadas de cubo) envoltas em rede de arame e também em pratos de fundo profundo para facilitar o comportamento sexual. Os ratos recolhidos não apresentavam perturbações do desenvolvimento, doenças genitais detectáveis nem outras doenças que pudessem causar qualquer problema na experiência ou afetar os resultados.

3.3 Criação e cuidados

Os ratos foram tratados na Animal Care Room, Dept. of Anatomy and Histology, FVS, BAU, em condições de higiene adequadas, com alimentação experimental e normal (ração normal para ratos do ICDDR,B) ad libitum. Durante o período experimental, foi mantida a uniformidade das práticas de maneio. A ventilação da sala de criação de ratos era suficiente, como a de uma sala normal. A temperatura ambiente era de 28 ± 2^0 c e a humidade relativa de 70-80%, com luz e dia naturais, Antes de iniciar a experiência, os ratos foram criados durante um ciclo normal para esclarecer se eram reprodutores ou não. Por esta razão, tanto os machos como as fêmeas foram mantidos juntos e alimentados com ração normal para ratos e água *ad libitum* durante pelo menos 12 dias,

3.4 Conceção experimental

Cinco (5) ratos albinos suíços (3 fêmeas e 2 machos) com 45 dias de idade foram selecionados aleatoriamente para a experiência e divididos nos seguintes grupos:

❖ Grupo de controlo (C) - Alimentação normal e abeberamento *ad libitum* diariamente durante 42 dias até ao fim do período experimental,

❖ Grupo A (dose única fêmea) -Tratado com o extrato aquoso da mistura de ervas no dia 0 da experiência por uma vez que é dose única e apenas em fêmeas,

❖ Grupo B (Fêmea em dose dupla) - Tratada com o extrato aquoso da mistura de ervas no dia 0 e no dia 7th da experiência para a dose dupla e apenas na fêmea,

❖ Grupo C (Dose única masculina) - Tratada com o extrato aquoso da mistura de ervas no dia 0 da experiência por uma vez que é dose única e apenas em homens.

❖ Grupo D (Dose única para homens e mulheres) - Tratados com o extrato aquoso da mistura de ervas no dia 0 da experiência por uma vez, em dose única e apenas nos homens.

O projeto experimental total é mencionado a seguir:

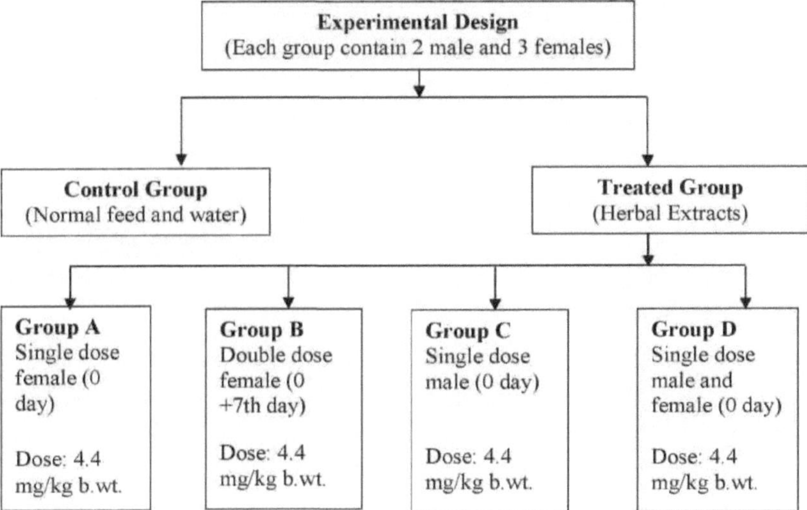

Descrição de várias actividades com plano diário:

HEMATOLÓGICO

Tipo de ensaio	Teste específico	Actividades	Dia
Hematológico	RBCz WBCz Hb. conc. e PCV	Colheita de sangue do coração	0
Hematológico	RBCz WBCz Hb. conc. e PCV	Colheita de sangue do coração	42

ANATOMIA

Tipo de ensaio	Teste específico	Actividades	Dia
Variações brutas	Bruto Observação	Recolher os órgãos e depois observar (peso, comprimento e diâmetro)	42

HISTOLÓGICO

Tipo de ensaio	Teste específico	Actividades	Dia
Histológico	Preparação de lâminas	Recolha de tecidos numa área quadrada de 1 cm	42
	Presença ou ausência de capilares	Observando o slide	42
	Presença ou ausência de crescimento ósseo anormal	Observando o slide	42

3.5 Plantas experimentais

As plantas que foram utilizadas para o efeito são: *Abrus precatorious* (Abrus)$_z$ *Ricinus communis* (Rícino) e *Syzygium aromaticum* (Cravo). As sementes de *Abrus precatorius* & *Ricinus communis* e os frutos de *Syzygium aromaticum* foram utilizados na extração e para observar os seus efeitos no testículo e no ovário.

3.6 Extração da planta

O material vegetal (sementes e frutos) foi recolhido e seco ao ar durante 10 dias à sombra e pulverizado com a ajuda de um almofariz e pilão até se tornar um pó fino. Dissolveram-se cinquenta (50) g de pó em 1000 ml (1 L) de água destilada num frasco cónico. A mistura foi agitada intermitentemente durante todo o período de extração utilizando um agitador de varas de vidro, mas deixou-se repousar durante a noite e filtrou-se com papel de filtro Whatman No1 para uma proveta graduada e concentrou-se a 60^0 C numa incubadora e depois armazenou-se num frigorífico a 4º C até ser necessário para utilização e modificado pelo método descrito em (Sagnuwan *et al.*, 2005).

3.7 Procedimentos de tratamento experimental

Antes de iniciar a experiência, os ratos foram alimentados durante 10 dias com ração normal (pellets) e água *ad libitum*, tendo sido registados regularmente o consumo de ração e o ganho de peso corporal para se habituarem ao ambiente. Este registo foi iniciado aos 50th dias de idade dos ratos. Aos 60th dias de idade, os grupos tratados foram tratados com o extrato aquoso de produtos à base de plantas (sementes de *Abrus yrecatorious, Ricinus communis* e frutos de *Syzygium aromaticum* @ 4,4 mg/kg bwt.) por via oral para controlo da natalidade e, no dia anterior ao tratamento, estes grupos não receberam a refeição 2nd . No Grupo A e no Grupo B, as fêmeas foram tratadas e no Grupo C o macho foi tratado e, por fim, no Grupo D, tanto o macho quanto a fêmea foram tratados. Durante o tratamento, o macho e a fêmea foram mantidos separadamente, mas após o tratamento foram mantidos juntos. No dia 7th após o tratamento, os ratos machos e fêmeas foram postos em contacto, mas no grupo em que os machos e as fêmeas foram tratados em conjunto, não foram separados durante o período de tratamento. Durante o período experimental, foi mantida a uniformidade do ambiente.

3.8 Recolha de amostras

Os dados fisiológicos, como o estado alimentar diário e o peso corporal, foram recolhidos na semana 1st , durante a experiência e após o fim da experiência. Após 12 semanas, todos os animais experimentais, incluindo os animais de controlo, foram mortos de acordo com a ética do Comité de Investigação Animal da instituição. Em seguida, foram colhidas amostras de órgãos vitais do corpo com a ajuda de um bisturi e de uma pinça, por exemplo, rins, fígado, testículos e túbulos seminíferos (no caso dos machos), ovários e útero (no caso das fêmeas), etc. Além disso, foi também recolhida uma amostra de sangue para testar o efeito dos extractos de ervas na concentração de leucócitos, hemácias e hemoglobina. Foram também medidos o peso médio, o comprimento e o diâmetro de todos os órgãos recolhidos. Em seguida, as amostras recolhidas foram preservadas em fixadores (formalina a 10%).

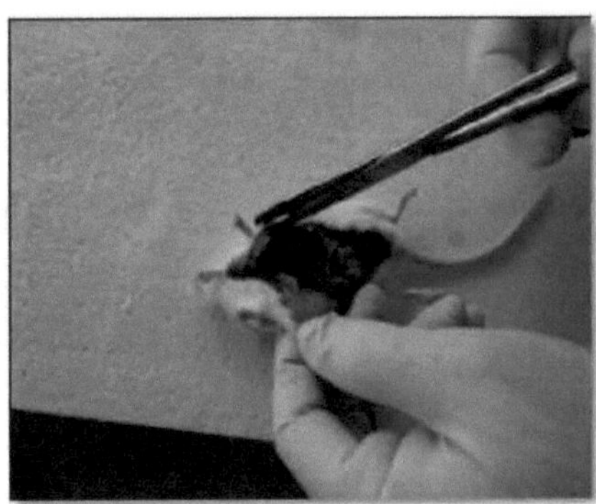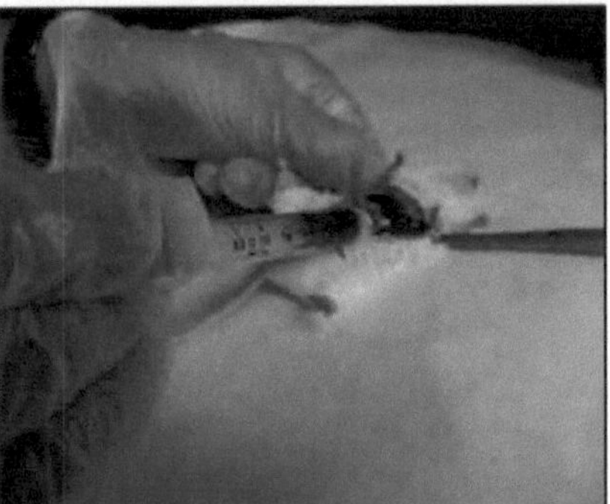

Fig. 4: Recolha de amostras de ratinhos (controlo e tratados)

3.9 Conservação das amostras

Imediatamente após o abate ético dos ratos (tanto machos como fêmeas), os órgãos vitais foram recolhidos o mais rapidamente possível com a ajuda de bisturi, pinças e tesouras, evitando qualquer destruição dos órgãos. Os espécimes foram então recolhidos em recipientes de plástico separados e fixados em solução de formalina a 10%.

3.10 Processamento de tecidos

3.10.1 Fixação

Fixadores químicos: Formalina a 10%

Reagentes necessários:

S 40% Formaldeído - 10 ml

S Água destilada - 100 ml

Método

Os ingredientes acima mencionados foram misturados cuidadosamente e colocados num frasco de plástico com 100 ml por frasco. Os tecidos fixados foram devidamente aparados com um tamanho de 1,5x1cm. Em seguida, as amostras foram conservadas durante 24 horas em fixadores frescos.

3.10.2 Desidratação

A desidratação é efectuada para remover a água do espaço tecidular. Os tecidos foram desidratados passando por álcool de grau crescente. Após várias lavagens com água da torneira fresca, foi utilizado o seguinte grau ascendente de álcool para remover a solução de formalina a 10% aderente às amostras cortadas. Estes processos começaram com os graus 70%, 80%, 90%, 95% cada um durante duas horas e 100% (I, II & III) de álcool cada um durante duas horas e agitando para a remoção adequada do ácido pícrico.

3.10.3 Limpeza

A limpeza dos tecidos foi efectuada passando-os por xileno a 100% durante três mudanças, cada uma durante uma hora, para remover o álcool.

3.10.4 Impregnação

É a saturação das cavidades e células dos tecidos por uma substância de suporte que é geralmente, mas nem sempre, o meio em que são finalmente embebidos. Nesta experiência, os tecidos foram infiltrados por imersão em cera, que é fluida quando quente e sólida quando fria.

3.10.5 Incorporação e bloqueio

As secções de tecidos foram embebidas em parafina fundida de três graus, tais como 49º C, 54º C, 58º C, cada uma durante 30 minutos (temperatura de fusão) para a preparação do bloco. Os blocos de parafina contendo tecidos foram feitos utilizando parafina fundida de 58 oc com modelos (L-Block).

3.10.6 Seccionamento

Finalmente, as secções foram cortadas com 5 µm de espessura utilizando um micrótomo rotativo e deslizante (Modelo 820, EUA), que foram montadas numa lâmina de vidro.

3.10.7 Flutuação das secções em banho-maria

As secções (sob a forma de fitas) foram então postas a flutuar num banho de água (a temperatura deve ser 4-5oC inferior ao ponto de fusão da parafina utilizada para a preparação do bloco). As fitas de secção bem espalhadas do banho-maria foram transferidas para uma lâmina de vidro tratada com um adesivo (albumina de ovo). As lâminas de vidro com as secções são então secas numa incubadora à temperatura de 37º C durante algumas horas. As lâminas foram secas ao ar e mantidas em local frio até à coloração.

3.11 Coloração de rotina do tecido com Hematoxilina e Eosina

Os tecidos foram desparafinados por três mudanças de xileno (cinco minutos para cada):

1. Xileno 5 minutos

2. Xileno 5 minutos

3. Álcool a 100% 3 minutos

4. Álcool a 100% 3 minutos

5. Álcool a 80% 3 minutos

6. Álcool a 70% 3 minutos

7. Água destilada alguns mergulhos

8. Hematoxilina 5 minutos

9. Água corrente da torneira 20 minutos

10. Água com amoníaco alguns segundos

11. Eosina 3 minutos

12. Álcool a 70% 3 minutos

13. 80% de álcool3 minutos

14. Álcool a 100% 3 minutos

15. 100% álcool3min

16. Xileno 5 minutos

17. Xileno 5 minutos

3.12 Montagem

As lâminas são montadas sob uma lamela de vidro utilizando um meio de montagem sintético como o DPX. Para uma visibilidade correta da lâmina, utiliza-se o DPX para que a lâmina possa ser vista claramente.

3.13 Estudo macroscópico e histológico

O estudo macroscópico e histológico foi efectuado no Laboratório de Anatomia e Histologia do Departamento de Anatomia e Histologia, BAU, Mymensing-2202. O estudo macroscópico foi efectuado por observação visual e o estudo histológico pormenorizado foi completado utilizando microscopia ótica de alta potência (X 10, X 20, X 40, X 60 e X 100). Foram efectuadas as fotografias necessárias para melhor ilustrar os resultados.

3.14 Testes hematológicos

Os testes hematológicos, tais como TLC, TEC e concentração de Hb. A concentração foi examinada no Physiology Laboratory of Faculty of Veterinary Science, Bangladesh Agricultural University, Mymensigh-2202.

3.15 Análises estatísticas

Durante o período de estudo, recolhemos fracamente os dados relativos ao consumo diário de ração e ao peso corporal. Após o período de estudo, analisámos os dados anatómicos e histológicos brutos, hematológicos e fisiológicos. Todos os dados recolhidos foram depois analisados utilizando o software IBM SPSS Statistics (versão 21) e revelados os resultados nos formulários necessários.

3.16 Fotografia e ilustração

Foram efectuadas as fotografias necessárias durante a investigação anatómica e histológica para melhor ilustrar os resultados. As fotografias anatómicas macroscópicas foram tiradas diretamente dos órgãos e as fotografias histológicas foram tiradas ao microscópio de luz. Foi utilizado o microscópio Olympus-BX-51 e a ilustração necessária foi efectuada com o programa Adobe Photoshop.

CAPÍTULO 4

RESULTADOS

PALAVRAS-CHAVE:

❖ Efeitos dos extractos de ervas no testículo do macho e no ovário da fêmea do ratinho albino suíço

❖ Efeitos dos extractos de ervas nos testículos dos ratos albinos suíços machos

❖ Alterações anatómicas macroscópicas do testículo

❖ Alterações histológicas no testículo

❖ Efeitos dos extractos de ervas no ovário dos ratos albinos suíços machos

❖ Alterações anatómicas grosseiras do ovário

❖ Alterações histológicas do ovário

❖ Efeitos do extrato de ervas nos parâmetros hematológicos/hematológicos dos ratos albinos suíços (machos e fêmeas)

❖ Efeitos da frequência da dose de tratamento para contraceção à base de plantas em ratos albinos suíços

4.1 Efeitos dos extractos de ervas no testículo do macho e no ovário da fêmea do ratinho albino suíço

4.1.1 Efeitos dos extractos de ervas nos testículos dos ratos albinos suíços machos

4.1.1.1 Alterações anatómicas macroscópicas do testículo

4.1.1.1.1 Peso

Observou-se no estudo macroscópico que o peso médio dos testículos era de 0,08±0,02 gm nos ratos de controlo e 0,10±0,01 gm, 0,07±0,00 gm, nos ratos tratados (grupo C e D) (Fig. 5), respetivamente. Os resultados revelaram que o peso do testículo diminuiu significativamente ($p<0,05$) nos ratos tratados com extrato de ervas em comparação com os ratos do grupo de controlo. A maior redução de peso foi observada nos ratos do grupo D (dose única macho e fêmea) e a redução foi de 91% (0,08 gm para 0,07 gm, Fig. 5) em comparação com a do controlo (Fig. 6). A análise de variância (ANOVA) dos resultados mostrou que as diferenças nas alterações do peso do testículo entre os diferentes grupos (controlo e tratado) foram altamente significativas (*p<0,01*).

4.1.1.1.2 Comprimento

As alterações no comprimento do testículo durante o período experimental em diferentes grupos, incluindo o controlo, foram apresentadas na Fig. 5. No estudo macroscópico, verificou-se que o comprimento médio do testículo era de 0,70±0,05 cm nos ratinhos do grupo de controlo e de 0,80±0,20 cm e 0,60±0,20 cm nos ratinhos tratados (grupos C e D), respetivamente (Fig. 5). Os resultados revelaram que o comprimento do testículo diminuiu significativamente (p<0,05) nos ratinhos tratados em comparação com o controlo (Fig. 6). A maior redução do comprimento foi encontrada no grupo D (dose única para machos e fêmeas) e a redução foi de 14,2% (0,07 cm para 0,06 cm, Fig. 5) em comparação com o controlo. A análise de variância (ANOVA) dos resultados mostrou que as diferenças nas alterações do comprimento do testículo entre os diferentes grupos (controlo e tratado) foram altamente significativas (*p<0,01*).

4.1.1.1.3 Diâmetro

Relativamente ao diâmetro do testículo durante o período experimental, as alterações foram apresentadas na Fig. 5. O diâmetro médio do testículo observado no estudo macroscópico foi de 0,40±0,02 cm nos ratos de controlo, 0,30±0,02 cm e 0,30±0,05 cm nos ratos tratados (grupos C e D), respetivamente (Fig. 5). Os resultados revelaram que o diâmetro do testículo do Grupo C e do Grupo D diminuiu significativamente (p<0,05) nos ratos tratados em comparação com os ratos de controlo e esta redução foi de 25% (0,40 cm para 0,30 cm, Fig. 5). A análise de variância (ANOVA) do resultado mostrou que as diferenças nas alterações do diâmetro do testículo entre os diferentes grupos (controlo e tratado) foram altamente significativas (*p<0,01*) (Fig. 6).

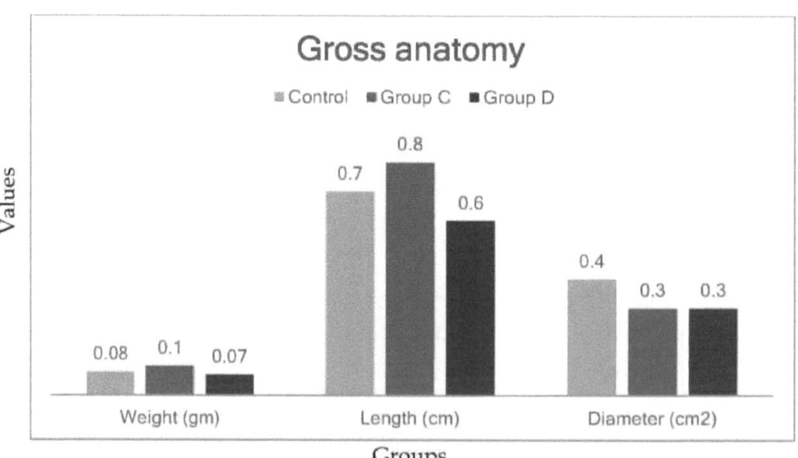

Fig 5: Anatomia macroscópica (peso, comprimento e diâmetro) dos testículos do controlo (C) e dos testículos tratados (grupos C e D), mostrando a redução do tamanho

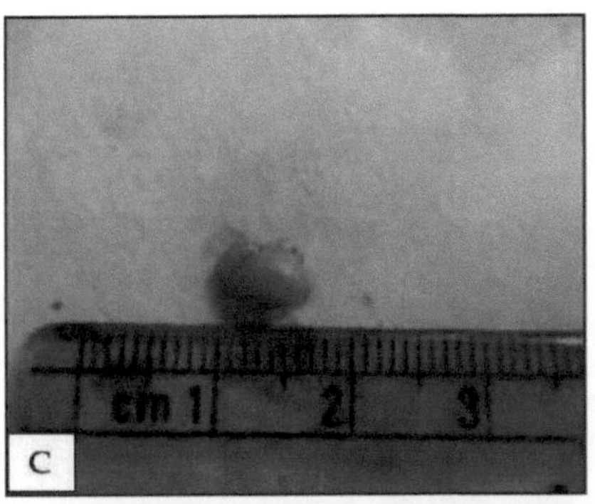

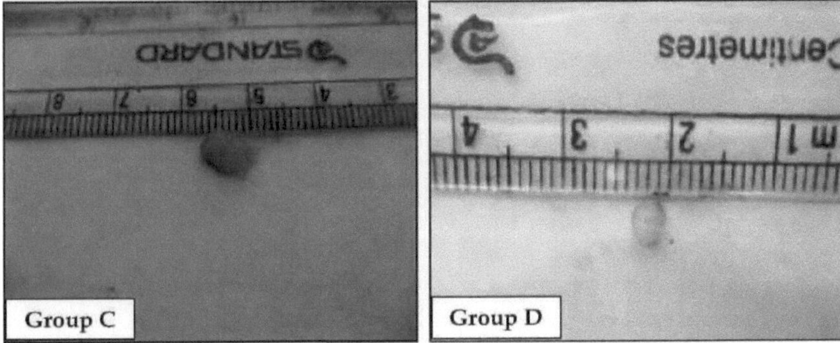

Fig. 6: Anatomia macroscópica do testículo normal do controlo (C) e do testículo tratado (grupo C&D) com a redução do tamanho

A caraterística mais notável que foi encontrada no estudo macroscópico dos testículos foi a presença de cisto (Fig. 7). Este quisto estava presente nos ratos do grupo C, onde apenas o macho foi tratado com o extrato de ervas (Fig. 7). Mas no outro grupo tratado (grupo D) esse tipo de cisto não foi encontrado. Devido à presença do quisto no testículo do grupo C, o tamanho (peso, comprimento e diâmetro) do testículo deste grupo aumentou aparentemente em vez de diminuir em comparação com o outro grupo tratado (grupo D) e o controlo.

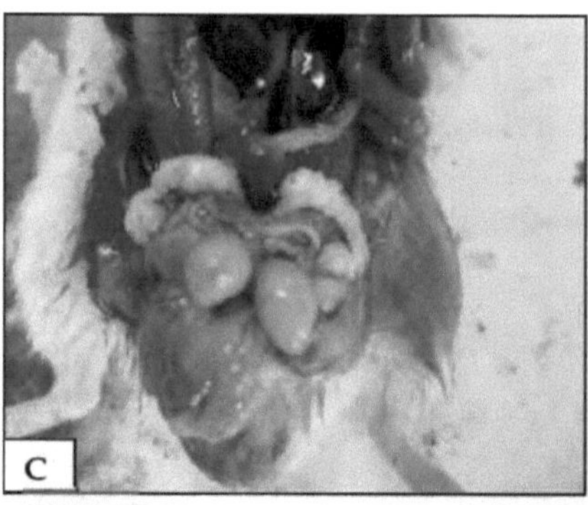

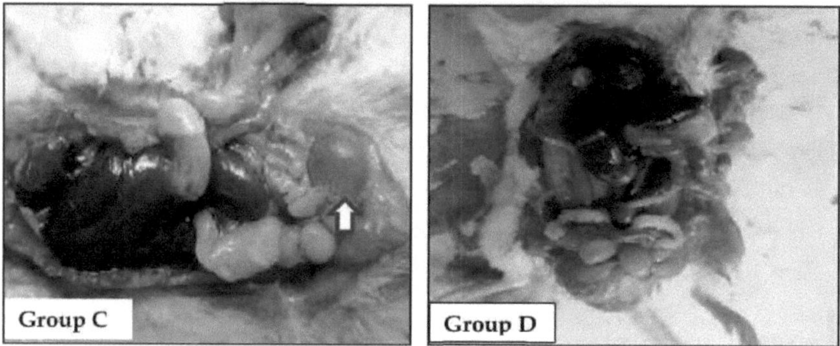

Fig. 7: Anatomia macroscópica do testículo normal do controlo (C) e do testículo tratado com quistos no Grupo C (seta) e sem quisto no Grupo D

4.1.1.2 Alterações histológicas no testículo

O exame microscópico ligeiro por coloração H & E do testículo na secção de tecido do grupo de controlo mostrou que os túbulos seminíferos estavam rodeados pelo limite do tecido conjuntivo como na histologia normal do testículo. Num único foco, estava presente um grande número de túbulos seminíferos e as células intersticiais ou as células de leydig entre os túbulos seminíferos estavam presentes. Os espermatozóides maduros estavam presentes no lúmen dos túbulos seminíferos e os espermatócitos permaneciam numa posição linear da periferia para o centro do lúmen. As células de sertoli estavam presentes dentro dos túbulos seminíferos (placa 1).

Por outro lado, as alterações histopatológicas num único foco do testículo tratado com extrato de ervas mostraram que o número de túbulos seminíferos diminuiu no grupo C e no grupo D tratados, em comparação com o controlo (placa 1). No grupo de controlo, foram encontrados, em média, 42 túbulos seminíferos num único foco, ao passo que nos grupos tratados foram 28 (placa 1). Entre os grupos tratados (grupos C e D), a maior redução dos túbulos seminíferos foi observada no grupo D (masculino e feminino) em comparação com o grupo C.

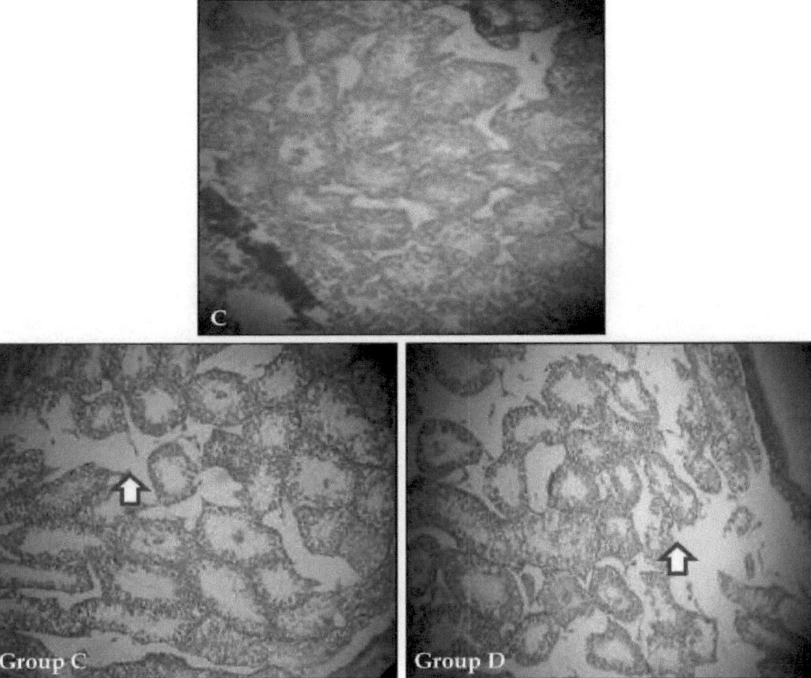

Placa 1: Arquitetura histológica dos testículos mostrando os túbulos seminíferos normais nos testículos do controlo (C) e o número reduzido de túbulos seminíferos (seta) nos testículos tratados dos grupos C e D; a maior redução foi observada no grupo D (H&E, X10)

A quantidade de espermatozóides dentro do lúmen dos túbulos seminíferos reduziu nos grupos tratados (grupo C & D) comparando com o grupo de controlo (Placa 2). A quantidade de espermatozóides num único foco no controlo foi de 70% em média, mas no grupo tratado C e D reduziu para 35%. Mas o maior valor diminuído foi encontrado no grupo D tratado com extrato de ervas (Placa 2).

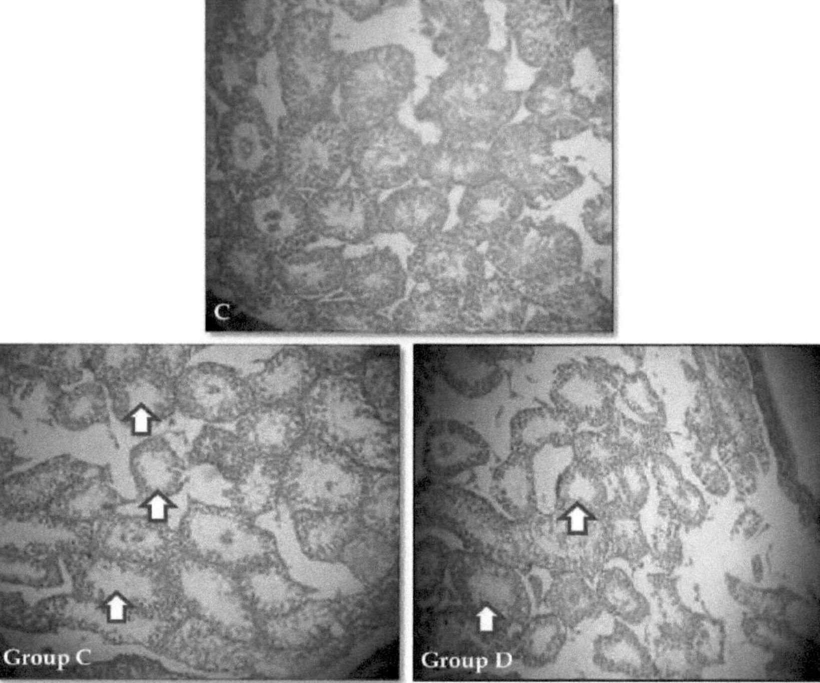

Placa 2: Arquitetura histológica do testículo mostrando os espermatozóides nos túbulos seminíferos normais no testículo do controlo (C) e quantidade reduzida de espermatozóides nos túbulos seminíferos (seta) nos testículos tratados dos grupos C e D; a maior diminuição foi observada no grupo D (H&E, X10)

No grupo de controlo (C), foram encontrados túbulos seminíferos bem organizados, mas nos grupos tratados (grupos C e D) a disposição dos túbulos seminíferos estava distorcida (placa 3). A taxa de distorção dos túbulos seminíferos entre os grupos tratados (grupos C e D) foi significativa. Entre os grupos tratados, os ratos do grupo C apresentaram a maior distorção e desarranjo dos túbulos seminíferos (placa 3).

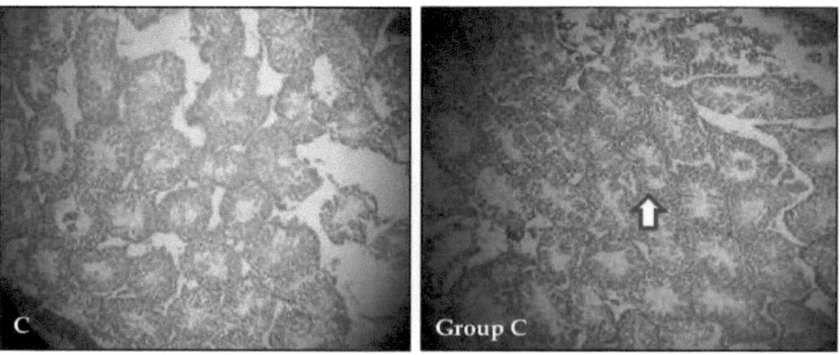

Placa 3: Arquitetura histológica do testículo mostrando o testículo normal (esquerda) e o desarranjo dos túbulos seminíferos (seta) no grupo C tratado (H&E, X10)

Nos grupos tratados (grupos C e D), foi encontrado um espessamento fibroso da membrana em torno dos túbulos seminíferos. Mas a mudança mais notável no grupo C (dose única masculina) foi a presença de uma camada fibrosa visível e, ao mesmo tempo, a vacuolização dentro dos túbulos seminíferos também foi encontrada nos grupos tratados, especialmente no grupo C (Placa 4).

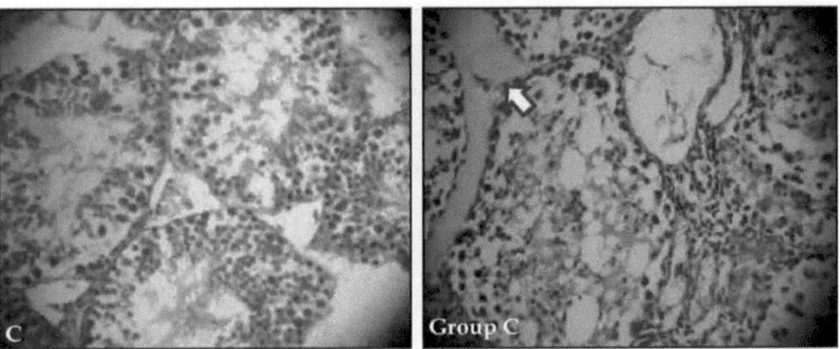

Placa 4: Arquitetura histológica do testículo normal do controlo (C) e presença de um espessamento fibroso no testículo do grupo C tratado (seta) (H&E, X 40)

A observação histopatológica do testículo mostrou a deposição de gotículas de gordura nos grupos tratados (grupos C e D) em comparação com o controlo (placa 5). Mas a maior deposição de gotículas de gordura dentro e fora dos túbulos seminíferos, juntamente com vacuolação, foi encontrada no grupo C (dose única masculina apenas). Estas caraterísticas (deposição de gotículas de gordura e vacuolação) não foram encontradas no grupo tratado D.

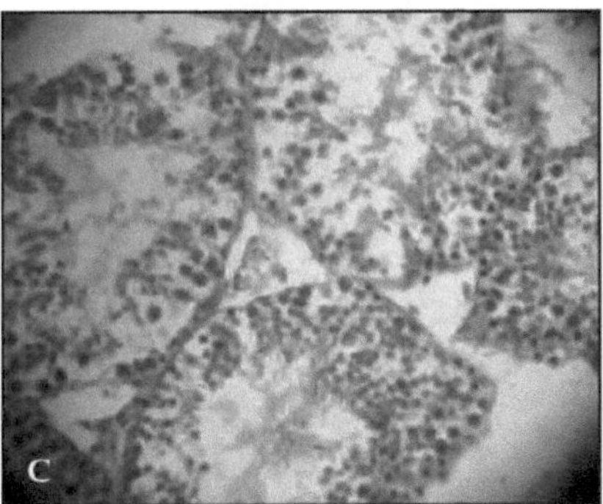

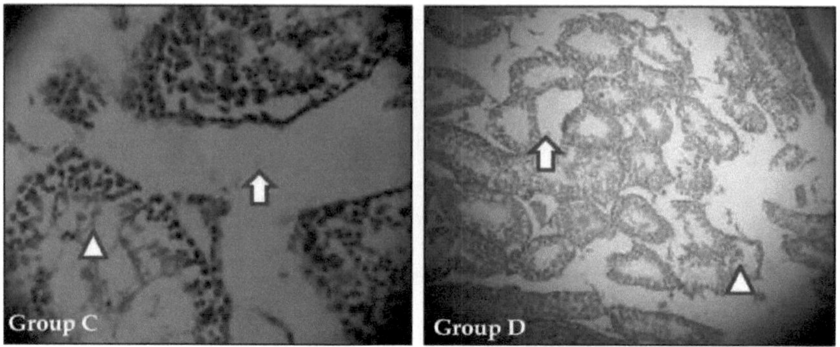

Placa 5: Arquitetura histológica do testículo do controlo (C) e deposição de gotículas de gordura nos túbulos seminíferos (cabeça de seta) e vacuolização fora dos túbulos seminíferos (seta) no grupo C, mas menos no grupo D (seta) (H&E, X 40)

A observação microscópica do testículo do grupo de controlo revelou que não havia descamação dos túbulos seminíferos. No entanto, nos grupos tratados C e D, os túbulos seminíferos foram descamados a partir do centro do foco (placa 6). A maior descamação dos túbulos seminíferos foi encontrada no grupo C (dose única masculina apenas); se no grupo tratado D esta caraterística não foi encontrada (Placa 6).

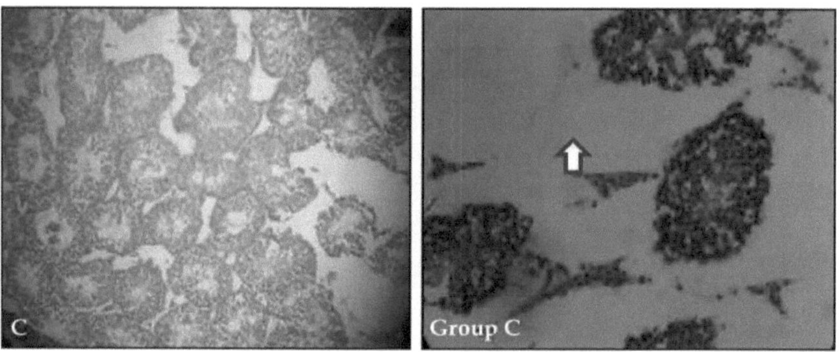

Placa 6: Arquitetura histológica do testículo do controlo (C) e descamação dos túbulos seminíferos (seta) do testículo tratado do grupo C (H&E, X 40)

No grupo de controlo, foi encontrada uma grande quantidade de células de sertoli dentro dos túbulos seminíferos e de células leydig entre os túbulos seminíferos, mas nos grupos tratados (C e D), a quantidade diminuiu em comparação com o controlo, especialmente no grupo D, onde foi observada a maior redução.

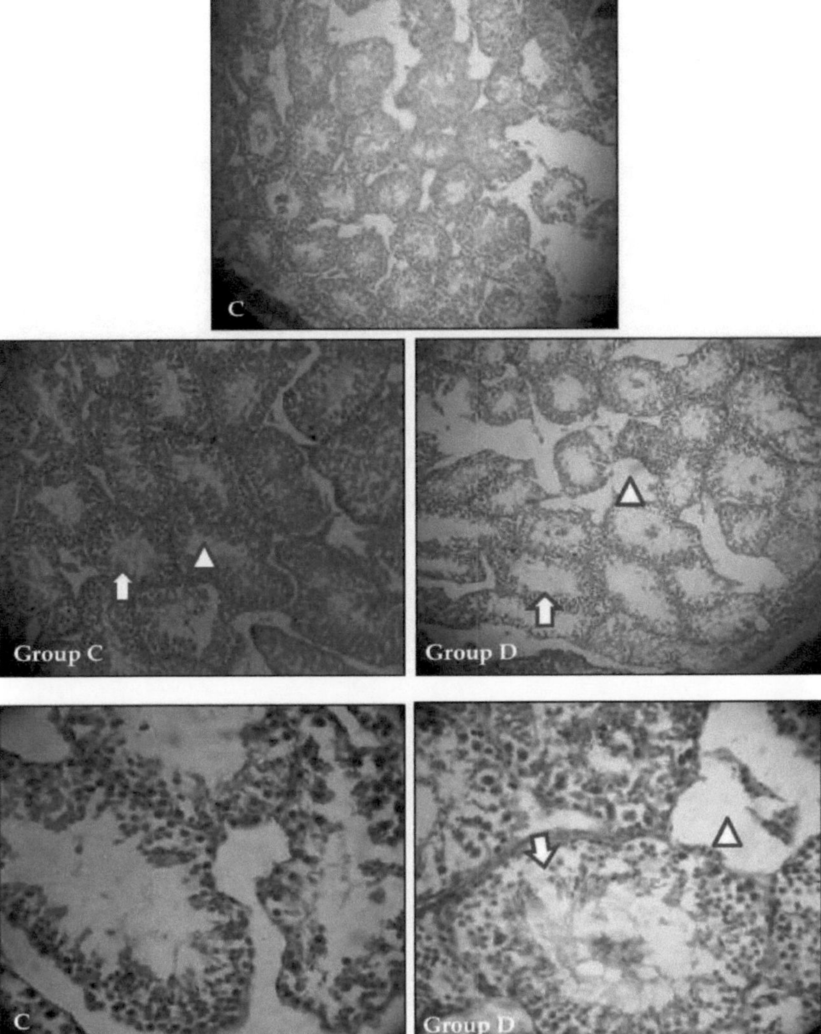

Placa 7: Arquitetura histológica do testículo do controlo (C) e redução da quantidade de células de sertoli (seta) e de leydig (cabeça de seta) no grupo D, mas menos no grupo C (H&E, X10 e X 40)

4.1.2 Efeitos do extrato de ervas no ovário de ratinhos albinos suíços fêmeas

4.1.2.1 Alterações anatómicas grosseiras do ovário

4.1.2.1.1 Peso

No estudo macroscópico, verificou-se que o peso médio do ovário era de 0,03±0,01 gm nos ratos de controlo e de 0,03±0,02 gm, 0,01±0,00 gm e 0,02±0,02 gm nos ratos dos grupos tratados (grupos A, B e D), respetivamente, como se mostra na Fig. 8. Os resultados do estudo macroscópico revelaram que o peso do ovário tinha diminuído significativamente (p<0,05) nos ratinhos tratados com extrato de ervas em comparação com os do grupo de controlo (Fig. 4). A maior redução do peso foi encontrada nos ratos do grupo A (dose única para fêmeas) em comparação com os outros grupos tratados (grupos B e D) (Fig. 9). A análise de variância (ANOVA) dos resultados mostrou que as diferenças nas alterações do peso do ovário entre os diferentes grupos (controlo e tratado) foram altamente significativas ($p<0,01$) (Fig. 8).

4.1.2.1.2 Comprimento

Em relação ao comprimento do ovário durante o período experimental, as alterações foram mostradas na Figura 8. Observou-se no estudo macroscópico que o comprimento médio do ovário era de 0,40±0,03 cm nos ratos de controlo e de 0,30±0,02 cm, 0,35±0,05 cm e 0,20±0,02 cm nos ratos dos grupos tratados (grupo A, B e D), respetivamente (Fig. 9). Os resultados revelaram que o comprimento do ovário diminuiu significativamente (p<0,05) nos ratinhos tratados em comparação com o controlo (Fig. 9). A análise de variância (ANOVA) dos resultados mostrou que as diferenças nas alterações do comprimento do ovário entre os diferentes grupos eram altamente significativas ($p<0,01$).

4.1.2.1.3 Oiameter

As alterações no diâmetro do ovário durante o período experimental em diferentes grupos (controlo e tratados) foram apresentadas na Fig. 8. O estudo macroscópico mostrou que o diâmetro médio do ovário era de 0,25±0,05 cm nos ratos de controlo e de 0,20±0,03 cm, 0,20±0,01 cm e 0,24±0,02 cm nos ratos dos grupos tratados (Grupo A, B e D), respetivamente (Fig. 8 e 9). Os resultados revelaram que o diâmetro do ovário diminuiu significativamente ($p<0,05$) nos ratos dos grupos tratados em comparação com o controlo (Fig. 9). A análise de variância (ANOVA) dos resultados mostrou que as diferenças nas alterações do diâmetro do ovário entre os diferentes grupos eram altamente significativas ($p<0,01$).

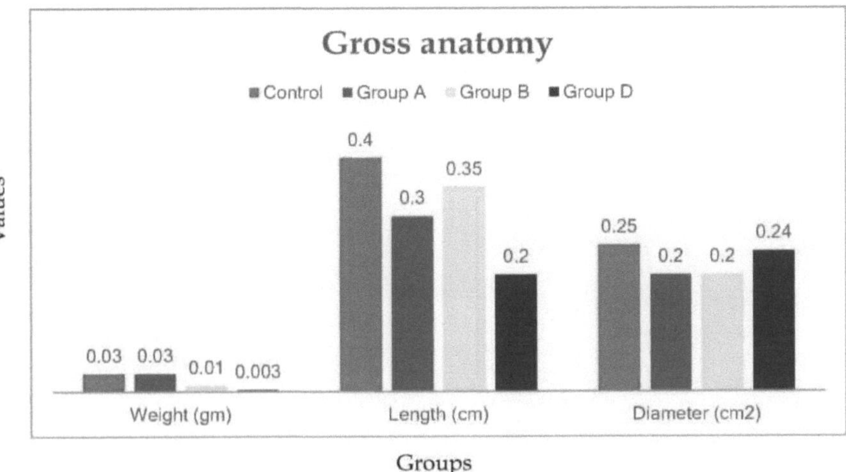

Fig 8: Alterações na anatomia macroscópica (peso, comprimento e diâmetro) do ovário dos grupos de controlo (C) e tratados (A, B e D)

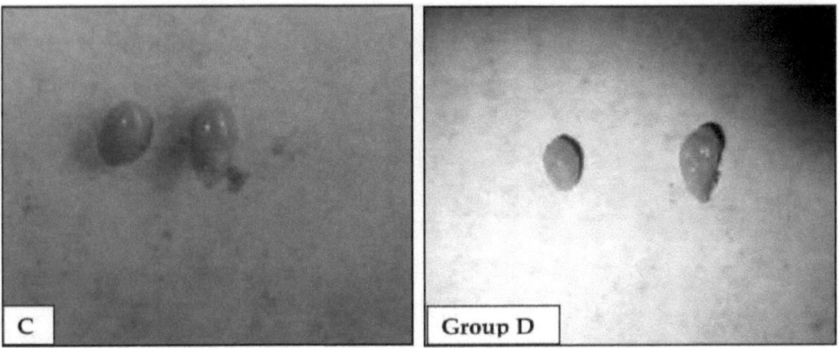

Fig 9: Anatomia macroscópica do ovário do controlo (C) e redução do tamanho (comprimento e diâmetro) no grupo tratado D

4.1.2.2 Alterações histológicas do ovário

O exame microscópico ligeiro por coloração H & E do ovário na secção de tecido normal do grupo de controlo mostrou que um grande número de folículos ováricos estava presente no foco, incluindo os folículos secundários e graafianos (placas 8-14/controlo). O grande suprimento de sangue permaneceu no local sem qualquer hemorragia e corpo albicans/tecido cicatricial. A camada granulosa das células estava bem organizada, sem quaisquer lesões necróticas ou distorcidas e hemorrágicas, como acontece na histologia normal do ovário.

Nos grupos tratados (grupo A, B e D), num único foco, o número de folículos diminuiu em

49

comparação com o do controlo (placa 8). A maior redução do número de folículos ovarianos foi encontrada no grupo tratado D (Fig. 8) em comparação com os outros grupos tratados (grupos A e B).

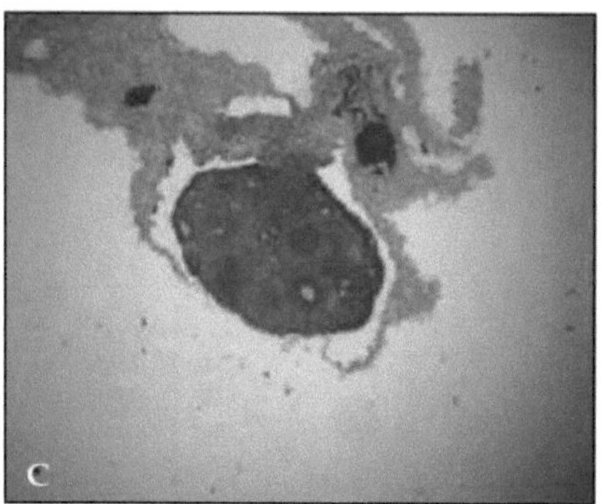

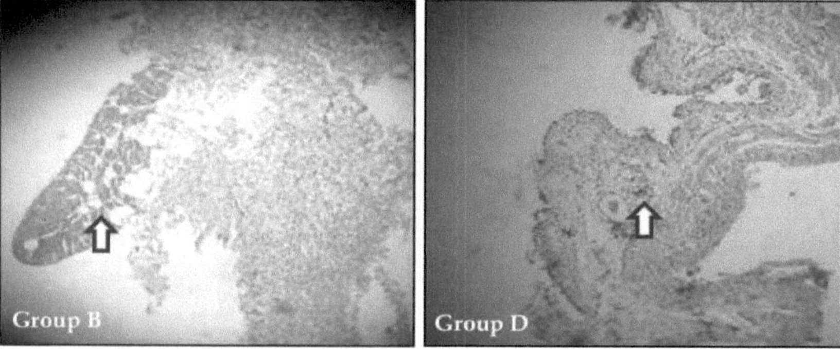

Placa 8: Arquitetura histológica do controlo (C) mostrando vários folículos ovarianos e o número reduzido de folículos do ovário tratado no grupo B (seta) e no grupo D (cabeça de seta) (H&E, X 4 e X10)

Nos grupos tratados (grupos A, B e D), o número de folículos diminuiu, especialmente o número de folículos secundários e graafianos. Nos grupos tratados (grupos A, B e D), foi encontrado um número menor de folículos na periferia da medula do ovário, em vez de no centro da medula (placa 9). Enquanto que no grupo de controlo, os folículos são comparativamente grandes em número e encontram-se no centro da medula do ovário. O achado foi mais notável no grupo D (dose única masculina e feminina).

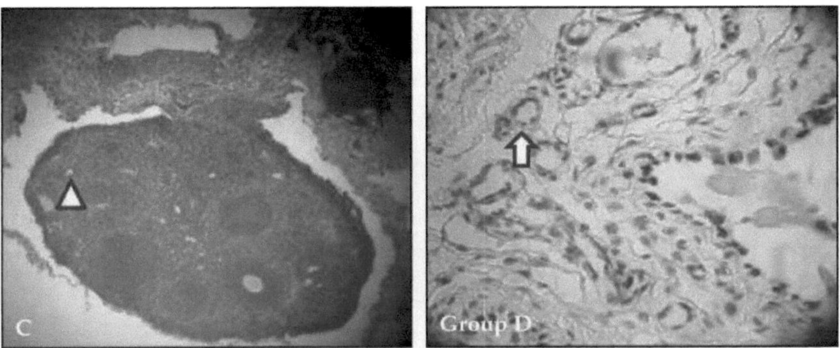

Placa 9: Arquitetura histológica do ovário do controlo (C) mostrando vários folículos primordiais (cabeça de seta) e menos folículos primordiais no grupo tratado D (seta) (H&E, X 40)

Na observação histológica da secção de tecido do ovário, foi encontrada a descamação de algumas porções da camada granulosa no grupo tratado (grupo A, B & D) que não estava presente no controlo. Esta distorção foi significativa em todos os grupos tratados (grupo A, B & D). A maior descamação da camada granulosa foi encontrada no grupo B (dose dupla feminina).

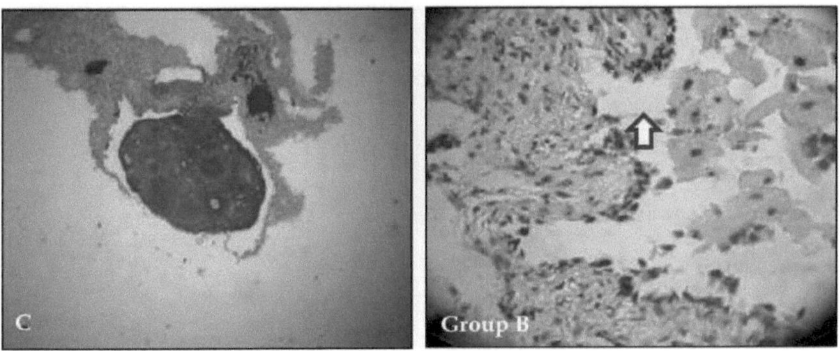

Placa 10: Arquitetura histológica do ovário do controlo (C) mostrando as caraterísticas normais e o desprendimento da camada granulosa (seta) no grupo B tratado (H&E, X 10)

Na observação histológica da secção do ovário, foi encontrada vacuolização e deposição de gotículas de gordura na camada granulosa nos grupos tratados (grupo A, B e D). A maior deposição de gordura ou alteração gordurosa extensa foi encontrada na secção do ovário do grupo B, juntamente com a vacuolização dentro da camada granulosa distorcida (placa 11)

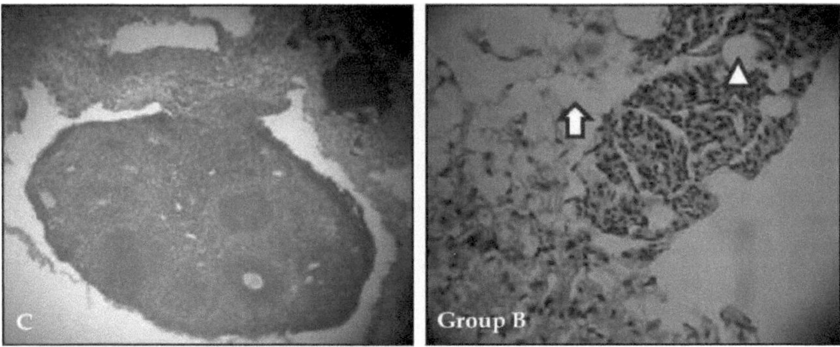

Placa 11: Arquitetura histológica do ovário do controlo (C) mostrando as caraterísticas normais e a deposição de gotículas de gordura (cabeça de seta) e vacuolação (seta) na camada granulosa no grupo tratado B (seta) (H&E, X 40)

Na arquitetura histológica do ovário do grupo tratado (grupo A, B & D) foi encontrada a distorção da camada granulosa. O grupo B (fêmea com dose dupla) apresentou a maior porção distorcida da camada granulosa (placa 12), o que não foi encontrado nos outros grupos tratados (grupo A&D).

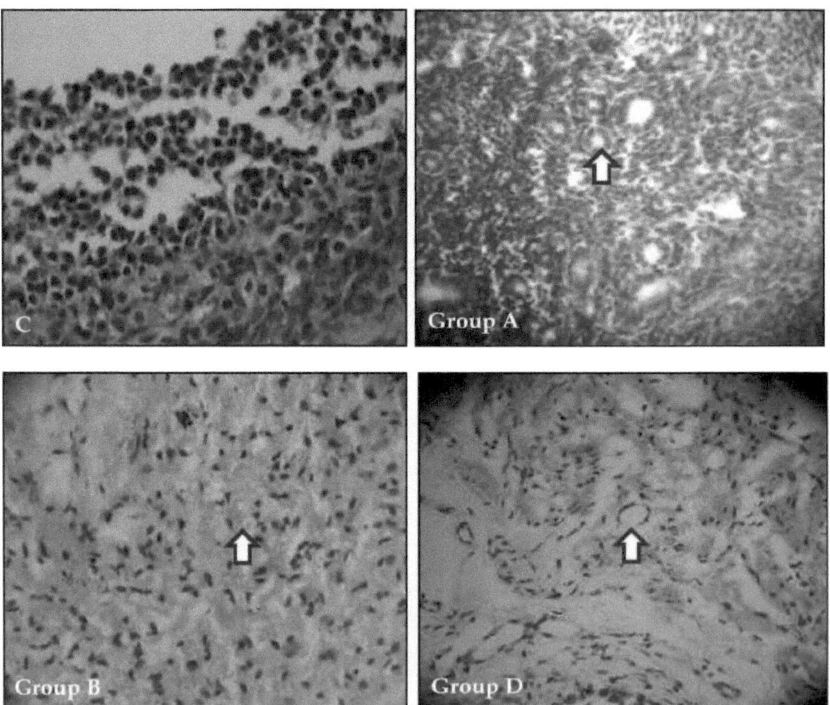

Placa 12: Arquitetura histológica do ovário mostrando a camada granulosa normal no controlo (C) e a

distorção da camada granulosa nos grupos tratados (grupos A, B e D); a maior distorção foi observada no grupo B com o menor número de folículos primários (seta) (H&E,X40)

Através do estudo da arquitetura histológica do ovário dos grupos tratados (grupo A, B e D), foi encontrada hemorragia na camada granulosa distorcida. O grupo B (fêmea com dose dupla) mostrou a presença desta hemorragia na camada ganulosa distorcida (placa 13), o que não foi encontrado nos outros grupos tratados (grupo A e D).

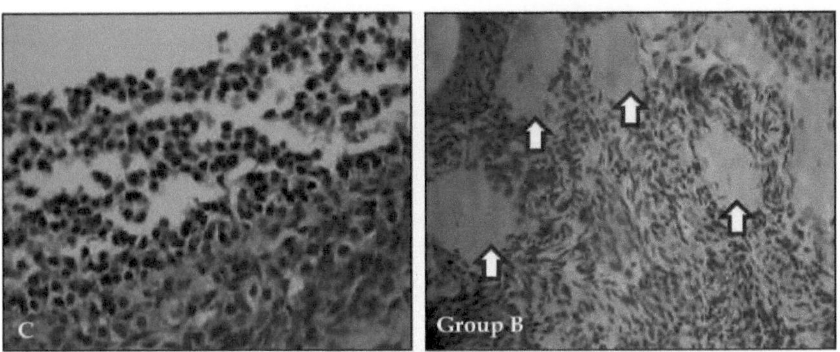

Placa 13: Arquitetura histológica do ovário mostrando a camada granulosa normal no controlo (C) e a presença de hemorragia (seta) na camada granulosa no grupo tratado B (H&E, X40)

Na observação histopatológica do ovário, a camada granulosa foi distorcida e alterada nos grupos tratados (grupo A, B & D). A maior distorção da camada granulosa foi encontrada no grupo D (dose única masculina e feminina) (placa 14), que não foi significativa nos outros grupos tratados (grupo A & B).

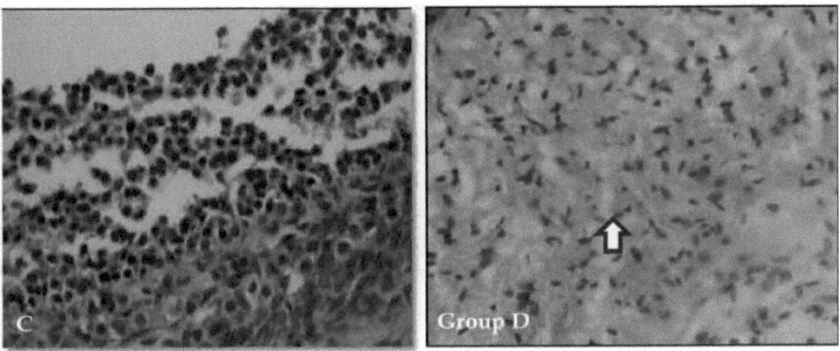

Placa 14: Arquitetura histológica do ovário mostrando a camada granulosa normal no controlo (C) e a presença de distorção e desarranjo da camada granulosa (seta) no grupo tratado D (H&E, X 40)

No estudo histológico da secção de tecido do ovário, o corpus albicans seguido pela formação de tecido cicatricial foi encontrado nos grupos tratâos (grupo A, B & D). Foi encontrada uma cicatriz nos ratinhos tratados do grupo B (fêmea de dose dupla) que não foi encontrada nos outros grupos tratados (grupo A & B) (Placa 15).

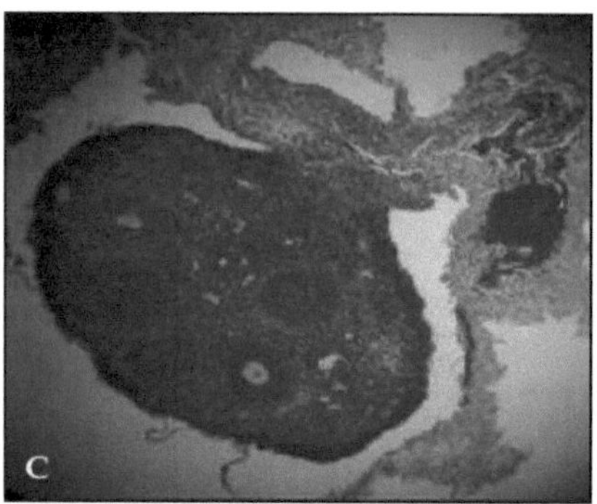

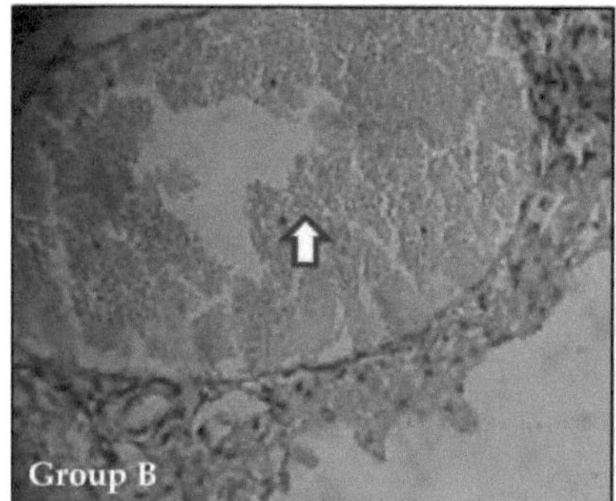

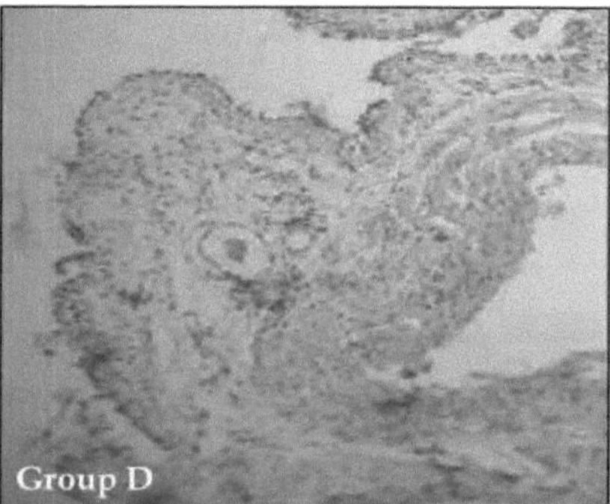

Placa 15: Arquitetura histológica do ovário do controlo (C) com caraterísticas normais e presença de tecido de corpus albicans/scar no grupo tratado B (seta), mas ausente no grupo D (H&E,X40)

4.2 Efeitos do extrato da planta herbácea nos parâmetros hematológicos/hematológicos dos ratos albinos suíços (machos e fêmeas)

O sangue foi colhido de ambos os machos e fêmeas no Dia O e no Dia 42 diretamente do coração dos ratinhos experimentais. No controlo (tanto no macho como na fêmea), todos os parâmetros hematológicos (RBC, WBC, Hb. Conc. e PCV) diminuíram durante a gravidez, mas estão normalmente dentro dos valores normais em condições não grávidas.

Em contraste com a condição de tratamento com o extrato de ervas no Dia 42, verificou-se que todos os parâmetros hematológicos aumentaram em relação ao normal (como no dia 0) em todos os grupos tratados (grupo A, B, C & D). O aumento dos parâmetros hematológicos entre os grupos tratados aumentou em comparação com o grupo de controlo e foi menos afetado pelo extrato combinado do

54

que o efeito individual de *Abrus yrecatorius, Ricinus communis* e *Syzygium aromaticum*. Isto indica que
o extrato de ervas tem um impacto positivo na hematologia e eleva ou mantém a subida gradual dos
parâmetros hematológicos, o que acaba por ser benéfico nesse período específico.

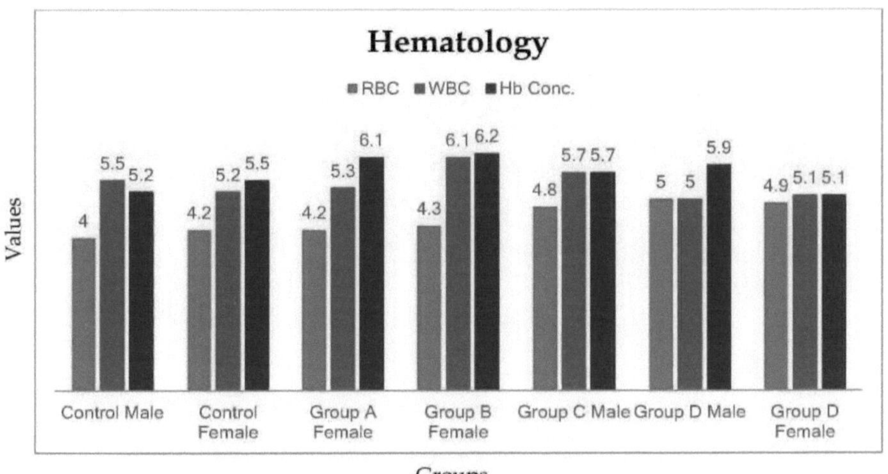

Fig. 10. Alterações hematológicas dos ratos experimentais (controlo e tratados) no dia O

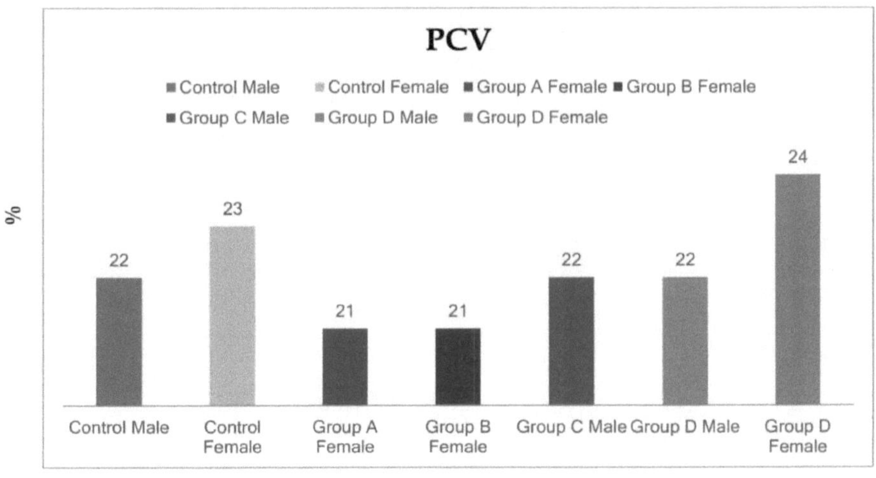

Fig. 11. Alterações hematológicas (PCV) dos ratos experimentais (controlo e tratados) no dia O

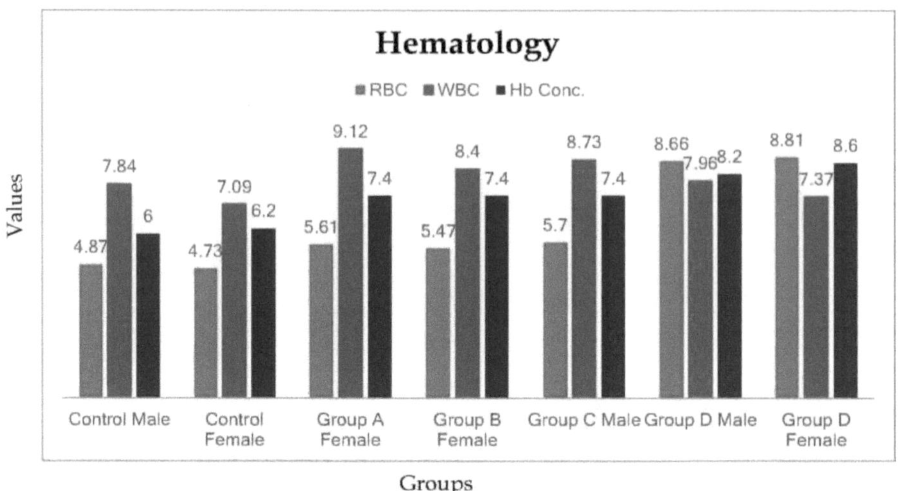

Fig. 12. Alterações hematológicas dos ratos experimentais (controlo e tratados) no dia 42

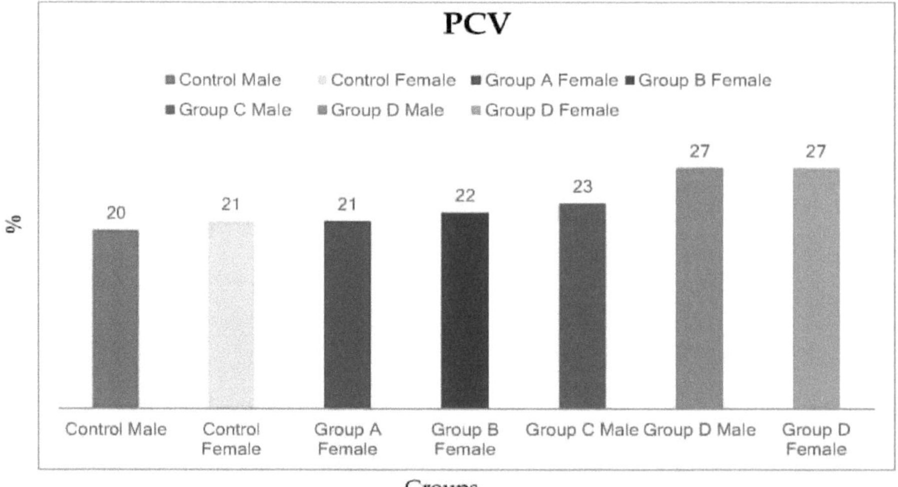

Fig. 13. Alterações hematológicas (PCV) dos ratos experimentais (controlo e tratados) no dia 42

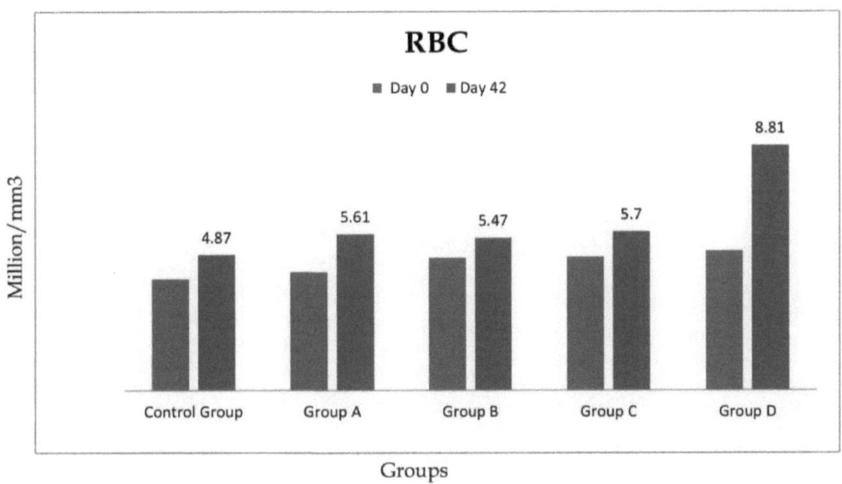

Fig. 14. Alterações hematológicas (RBC) dos ratos experimentais (controlo e tratados) no dia 0 e no dia 42

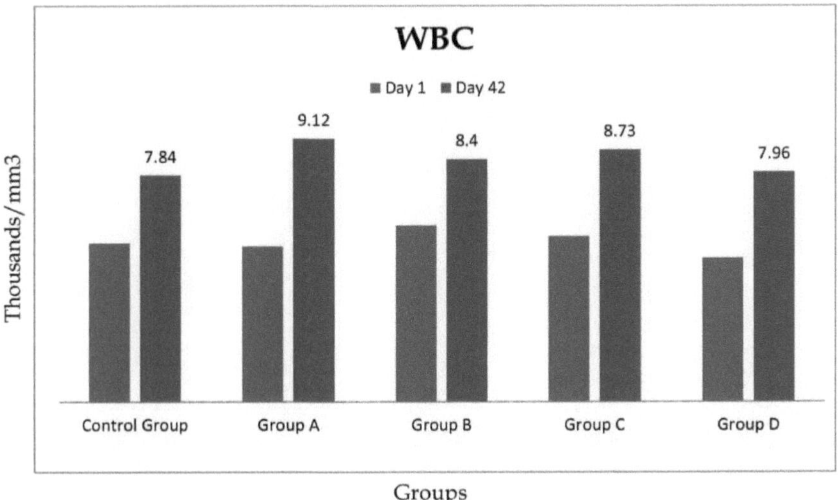

Fig. 15. Alterações hematológicas (leucócitos) dos ratos experimentais (controlo e tratados) no dia 0 e no dia 42

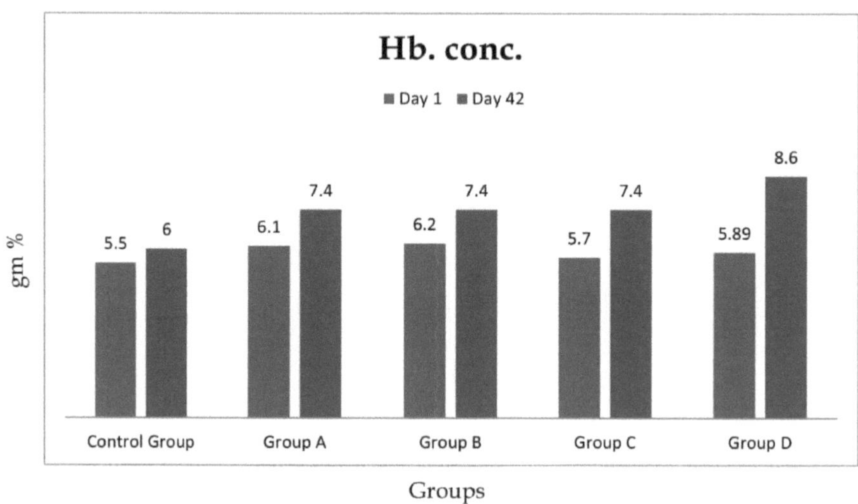

Fig. 16. Alterações hematológicas (Hb. conc.) dos ratos experimentais (controlo e tratados) no dia 0 e no dia 42

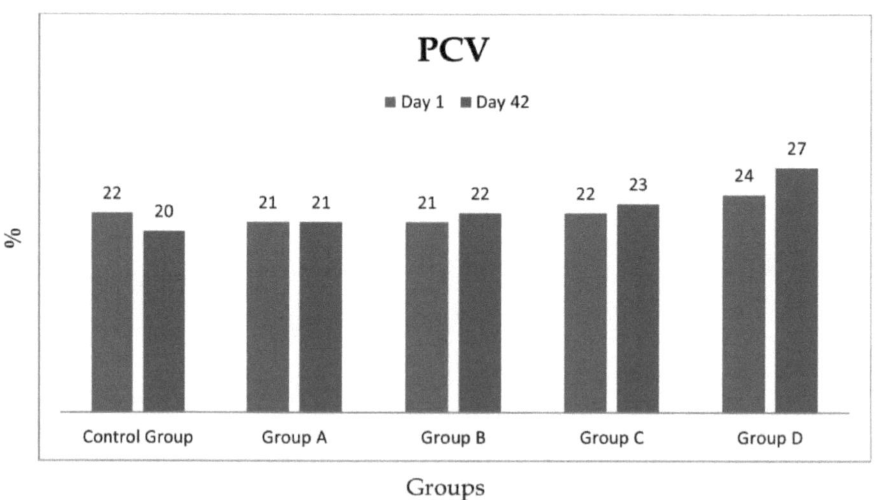

Fig. 17. Alterações hematológicas (PCV) dos ratos experimentais (controlo e tratados) no dia O e no dia 42

4.3 Efeitos da frequência da dose de tratamento da contraceção à base de plantas em ratinhos albinos suíços

A dose do tratamento do extrato de ervas foi de 4,4 mg/Kg b.wt. nos ratos experimentais (grupo A, Б, C & D). Embora a dose fosse a mesma, a variação estava na frequência do tratamento, dependendo do sexo. Por exemplo, grupo A- dose única fêmea, grupo Б- dose dupla fêmea, grupo C- dose única macho e grupo D- dose única macho e fêmea ambos.

Tabela n.º 1: Uma visão geral dos resultados experimentais:

Parâmetros	Testículo	Ovário	Observações
<u>Taxa de contraceção</u>	Não	• Gr. A (dose única fêmea) - 1 fêmea não concebeu • Gr. Б (Dose dupla feminina) - 2 fêmeas não conceberam • Gr. D (dose única para homens e mulheres) - 2 mulheres não conceberam	Gr.A-33.33% Gr-Б- 75% Gr.D - 75% **Média: 61.11%**
<u>Bruto</u> • Redução de tamanho • Cor pálida • ^cyst	√ √ √	√ √ x	
<u>Histologia</u>	• Redução do número de ST • Diminuição da quantidade de espermatozóides no lúmen da ST • Desfazer-se do ST • Deposição de gordura e vacuolização dentro e entre as ST • Formação de camadas fibrosas	• Redução do número de folículos • Degeneração da camada granulosa • Deposição de gordura e vacuolação presentes na camada granulosa • Hemorragia presente na camada granulosa	Revela o efeito antifertilidade
<u>Hematologia</u> • Atualização contínua dos parâmetros hematológicos • Manter o nível de atualização mesmo após o tratamento	√ √	√ √	

As observações grosseiras, histológicas e hematológicas dos grupos tratados também mostraram variações. Com base nos resultados da experiência acima referidos, pode concluir-se que o grupo D (dose única para machos e fêmeas) teve o melhor resultado e que é a dose e a frequência recomendadas que apresentaram uma taxa de contraceção de 75% entre as ratinhas deste grupo.

CAPÍTULO 5

DISCUSSÃO

PALAVRAS-CHAVE:

❖ Efeitos dos extractos de ervas nos testículos dos machos e nos ovários das fêmeas de ratinhos albinos suíços

❖ Efeitos dos extractos de ervas no testículo do albino suíço macho

ratos

❖ Alterações anatómicas macroscópicas do testículo

❖ Alterações histológicas no testículo

❖ Efeitos dos extractos de ervas no ovário dos ratos albinos suíços machos

❖ Alterações anatómicas grosseiras do ovário

❖ Alterações histológicas do ovário

❖ Efeitos do extrato de ervas nos parâmetros hematológicos/hematológicos dos ratos albinos suíços (machos e fêmeas)

❖ Efeitos da frequência da dose de tratamento para contraceção à base de plantas em ratos albinos suíços

5.1 Efeitos dos extractos de ervas na anatomia do testículo do macho e do ovário da fêmea do ratinho albino suíço

5.1.1 Efeitos dos extractos de ervas nos testículos dos ratos albinos suíços machos

5.1.1.1 Alterações anatómicas macroscópicas do testículo

Encontrámos várias alterações anatómicas grosseiras nos testículos, incluindo o peso, o comprimento e o diâmetro, após o tratamento com extrato de ervas.

5.1.1.1.1 Peso

O estudo bruto mostrou que o peso médio dos testículos tinha diminuído significativamente (p<0,05) nos ratos tratados com extrato de ervas em comparação com os ratos de controlo. O peso diminuiu muito no grupo D, onde tanto os ratos machos como as fêmeas foram tratados com o extrato de ervas. Os resultados mostraram que as diferenças nas alterações do peso dos testículos entre os grupos tratados foram altamente significativas ($p<0,01$). Essas descobertas foram consistentes com as de Ralebona *et al.*, 2012, Igweze *et al.*, 2014, Boudou *et al.*, 2013 e Mishra *et al.*, 2008. No entanto, Ralebona e Mishra utilizaram o extrato etanólico de *Garcinia kola* e *Piper nigram*, respetivamente, nas suas experiências. A sua explicação para a diminuição do peso do testículo deveu-se à presença dos constituintes tóxicos da planta.

O peso do testículo entre todos os grupos tratados (grupo C e D) diminuiu, exceto no grupo C (dose única masculina), onde o peso aumentou, pois foi encontrado um quisto no testículo deste grupo. Pode ser devido aos compostos/constituintes presentes nas plantas herbáceas utilizadas nesta experiência que podem causar a acumulação de fluido para fazer com que um órgão fique inchado ou formando um quisto; o mecanismo ainda não é conhecido.

5.1.1.1.2 Comprimento

O estudo macroscópico mostrou que o comprimento médio dos testículos diminuiu significativamente ($p<0,05$) nos ratos tratados em comparação com os ratos de controlo. Os resultados revelaram que as diferenças nas alterações do comprimento do testículo entre os grupos tratados foram altamente significativas ($p<0,01$). A maior redução foi encontrada entre os ratos do grupo D. Estes resultados assemelham-se à observação de Igweze *et al.*, 2014 e Dehghani *et al.*, 2012. A sua explicação para a diminuição do peso do testículo deveu-se à presença dos constituintes tóxicos da planta. Utilizaram o extrato alcoólico de rícino para as suas experiências e o rato como modelo animal, mas na presente investigação foi utilizada uma combinação de três produtos à base de plantas.

O comprimento do testículo entre os grupos tratados (grupos C e D) diminuiu, exceto nos ratos do grupo C (dose única masculina), pois havia um quisto que aumentou o comprimento em vez de diminuir. A razão pode ser a mesma que a descrita no caso do peso.

5.1.1.1.3 Diâmetro

Em relação ao diâmetro do testículo, o diâmetro médio diminuiu significativamente ($p<0,05$) no caso dos grupos tratados (grupos C e D) em comparação com o controlo, o que foi constatado pelo estudo macroscópico do testículo. Os resultados revelaram que as diferenças nas alterações do diâmetro do testículo entre os grupos tratados (grupos C e D) foram altamente significativas ($p<0,01$). Esses achados foram consistentes com os achados descritos por Boudou *et al.*, 2013, mas não se assemelharam aos de Saganuwan *et al.*, 2010, pois eles fizeram seu experimento usando a folha do *Abrus precatorius*, mas na presente pesquisa usamos a semente desta planta

e não a folha.

Durante o estudo macroscópico do testículo, a caraterística mais notável foi a presença de um quisto no grupo tratado C (dose única masculina). Mas no outro grupo tratado (grupo D) o cisto não foi encontrado. Devido à presença do quisto, o tamanho (peso, comprimento e diâmetro) do testículo aumentou, o que constituiu o desvio dos resultados do outro grupo tratado D. Este resultado não foi consistente com quaisquer outros resultados das investigações, uma vez que não utilizaram uma combinação de vários extractos de ervas, como foi feito na presente experiência.

5.1.1.2 Alterações histológicas no testículo

O exame microscópico ligeiro por coloração H & E de testículos em secção de tecido normal mostra a presença de túbulos seminíferos com o limite de tecido conjuntivo. Num único foco, está normalmente presente um grande número de túbulos seminíferos e, entre os túbulos seminíferos, estão presentes as células intersticiais ou as células de leydig. No lúmen dos túbulos seminíferos estão presentes espermatozóides maduros e os espermatócitos permanecem numa posição linear da periferia para o centro.

Na presente experiência, as alterações histopatológicas dos testículos revelaram que o número de túbulos seminíferos diminuiu num único foco em comparação com o controlo. O número reduziu-se muito no grupo D, onde apenas os machos foram tratados duas vezes juntamente com as fêmeas. Mas no grupo B e C, a redução do número não foi tão grande como no grupo D. Isto apoiou as conclusões de Ekwere *et al.*, 2011, mas eles utilizaram *Ricinus communis* na sua experiência como uma única planta herbácea sem a utilizar numa combinação de vários extractos herbáceos como utilizado na presente investigação.

A quantidade de espermatozóides no lúmen dos túbulos seminíferos diminuiu nos grupos tratados (grupo C e D) em comparação com o controlo. Também foram observados resultados semelhantes, tal como referido por Ekwere *et al.*, 2011 e Mishra *et al.*, 2009.

Distorção e desarranjo dos túbulos seminíferos observados na observação histológica dos testículos dos grupos tratados (grupo C e D), especialmente no grupo C. As observações de Sharaw *et al.*, 2014, Dehghani *et al.*, 2012 e Raji *et al.*, 2006 também foram apoiadas pelos resultados desta investigação. Mas eles fizeram a sua experiência com o extrato etanólico de *Hibiscus rosasinensis* e *Syzygium cumini.*

O espessamento fibroso da membrana que envolve os túbulos seminíferos foi encontrado nos grupos tratados (grupo C e D). O maior espessamento fibroso, juntamente com a vacuolação dentro e entre os túbulos seminíferos, foi encontrado no grupo C (dose única masculina). Também foram encontrados resultados semelhantes, tal como descrito por Ekbujo *et al.*, 2008 e Galaly *et al.*, 2014, onde utilizaram a *Sandorfin de Hibiscus* (rossele) para as suas experiências.

A quantidade de células de sertoli dentro dos túbulos seminíferos diminuiu em comparação com o controlo e este achado histológico apoiou a observação de Boudou *et al.*, 2013. As gotículas de gordura também se depositaram dentro e entre os túbulos seminíferos nos grupos tratados, o que foi apoiado pela observação de Igweze *et al.*, 2014. Mas eles usaram cravo e *Hibiscus rosasinensis* como planta experimental e ratos como animal experimental.

No grupo de controlo, não se verificou qualquer descamação dos túbulos seminíferos, ao passo que, nos grupos tratados (grupos C e D), a descamação dos túbulos seminíferos foi claramente encontrada no centro do foco. A maior descamação foi encontrada no grupo tratado C (dose única masculina). Um resultado semelhante foi observado na pesquisa de Boudou *et al.*, 2013, mas eles usaram *Syzygium aromaticum* para a sua experiência como uma única planta herbácea em vez de usar uma combinação de vários extractos de plantas herbáceas que foi usada na presente experiência.

A redução da quantidade de espermatozóides no lúmen dos túbulos seminíferos também foi encontrada no grupo tratado (grupo C e D) num único foco. A maior redução foi encontrada no grupo tratado C (dose única masculina). Este achado foi consistente com a observação de Boudou *et al.*, 2013. Alguns constituintes químicos presentes nos extractos de plantas utilizados têm um efeito espermicida que pode ser a principal causa da redução da quantidade de espermatozóides no lúmen dos túbulos seminíferos dos grupos tratados (grupo C e D).

5.1.2 Efeitos do extrato de ervas na anatomia do ovário das fêmeas de ratinho albino suíço

5.1.2.1 Alterações anatómicas grosseiras do ovário

5.1.1.2.1*Peso*

O estudo bruto mostra que o peso do ovário diminuiu significativamente ($p<0,05$) nos ratos tratados com extrato de ervas em comparação com os ratos de controlo. O peso diminuiu muito no grupo D, onde os ratos, tanto machos como fêmeas, foram tratados com o extrato de ervas. Os resultados mostraram que as diferenças nas alterações de peso do ovário entre os diferentes grupos tratados foram altamente significativas (*$p<0,01$*). Este resultado foi apoiado pela declaração de Hou *et al.*, 2010. Mas eles conduziram a sua experiência utilizando *Ricinus communis* isoladamente, mas aqui, na presente investigação, utilizámos uma combinação de vários extractos de plantas herbáceas.

5.1.1.2.2*Comprimento*

No estudo macroscópico, foi revelado que o comprimento do ovário diminuiu significativamente ($p<0,05$) nos ratinhos tratados em comparação com os animais de controlo. A análise de variância (ANOVA) dos resultados mostrou que as diferenças nas alterações do comprimento do ovário entre os diferentes grupos tratados (grupo A, B e D) foram altamente significativas (*$p<0,01$*) e este achado foi consistente com o de Hou *et al.*, 2010. A maior redução do comprimento foi encontrada no grupo tratado D (dose única masculina e feminina). Nos outros grupos (grupos A e B), o comprimento foi reduzido, mas não tão significativamente quanto no grupo D.

5.1.1.2.3 *Oiameter*

O estudo bruto revelou que o diâmetro do ovário diminuiu significativamente (p <0,05) nos ratinhos tratados (grupos A, B e D) em comparação com o controlo. Os resultados mostraram que as diferenças nas alterações do diâmetro do ovário entre os diferentes grupos tratados foram altamente significativas (p<0,01) e este achado teve semelhança com os achados de Hou *et al.*, 2010. A maior redução do comprimento foi encontrada no caso do grupo D (dose única masculina e feminina). Nos outros grupos (grupos A e B), o comprimento diminuiu, mas não tão significativamente como no grupo D.

5.1.1.2.4 Alterações histológicas do ovário

A secção de tecido normal do ovário corada com H & E mostrou que um grande número de folículos ováricos estava presente no foco, incluindo os folículos secundários e graafianos. O órgão apresentava um grande suprimento sanguíneo, sem qualquer hemorragia ou tecido cicatricial. As células da granulosa estavam bem organizadas, sem qualquer lesão necrótica ou distorcida.

Nos grupos tratados (grupos A, B e D) da presente experiência, o número de folículos ovarianos diminuiu em comparação com o grupo de controlo. Especialmente os folículos secundários e graafianos diminuíram em número. O menor número de folículos foi encontrado na periferia da medula do ovário em vez de no centro e esta afirmação foi apoiada pela observação de Okoko *et al.*, 2011 e Khazaei *et al.*, 2012. Enquanto no grupo de controlo, o número de folículos foi comparativamente mais elevado e encontrado no centro da medula do ovário. Os oócitos primários não foram encontrados no foco da medula do ovário do grupo tratado, a maior redução do número de folículos foi encontrada no grupo D (dose única masculina e feminina). Uma observação semelhante foi encontrada como afirmado por Arora, 2013 e Emelike *et al.*, 2014. Mas Emelike utilizou o extrato aquoso de *Hibiscus sandorfia* para a experiência e o animal experimental foi o rato Wister.

A descamação da camada granulosa foi encontrada nos grupos tratados (grupos A, B e D) que não estavam presentes no controlo. Um resultado semelhante também foi encontrado conforme descrito por Sampieri *et al.*, 2013, mas eles utilizaram o óleo de rícino para a sua experiência, enquanto na presente investigação foi utilizada uma combinação de extractos de ervas.

A maior descamação da camada granulosa foi encontrada nos ratos do grupo tratado B (dose dupla de fêmea). Isto pode dever-se aos constituintes químicos presentes nos extractos de plantas utilizados, mas é necessário explorar no futuro qual deles é especialmente responsável.

Pela observação histológica da secção do ovário, foram encontradas vacuolações de várias formas na camada granulosa do ovário tratado (grupo A, B e D). A deposição de gordura ou alterações gordurosas extensas também foram encontradas na secção do ovário do grupo tratado (grupo A, B e D). Os resultados mais elevados foram observados no grupo B (fêmea com dose dupla). Foi encontrada uma grande distensão folicular e uma extensa necrose do estroma nos grupos tratados, o que se assemelha à observação de Sampieri *et al.*, 2013 e 2014. Mas eles fizeram a sua experiência com o óleo de rícino e viram o efeito na carraça e no coelho.

Espaços foliculares claros, células de granulose distorcidas, celularidade reduzida no estroma e poucos vasos sanguíneos sem pontos hemorrágicos foram encontrados no ovário do grupo tratado. Foram encontrados menos vasos sanguíneos ou menos fornecimento de sangue no ovário. Foi encontrada uma ligeira cicatriz no ovário, que se assemelha a uma cicatriz de corpo albicans, mas na verdade é uma mancha de tecido fibroso no ovário tratado.

Na análise histológica do ovário, verificou-se uma contração da camada folicular do ovário do grupo tratado, o que corroborou a observação de Okoko *et al.*, 2011.

5.2 Efeitos do extrato da planta herbácea nos parâmetros hematológicos/hematológicos dos ratos albinos suíços (machos e fêmeas)

O sangue foi colhido de ambos os machos e fêmeas no dia 0 e no dia 42 diretamente do coração. No controlo (tanto do macho como da fêmea), todos os parâmetros hematológicos (hemácias, leucócitos, concentração de hemoglobina e PCV) diminuíram durante a gravidez, mas estão normalmente dentro dos valores normais em condições de não gravidez.

Em contraste com a condição de tratamento com o extrato de ervas no dia 42, verificou-se que todos os parâmetros hematológicos aumentaram em relação ao normal (tal como no dia 0) em todos os grupos tratados (grupo A, B, C e D). O aumento dos parâmetros hematológicos entre os grupos tratados aumentou em comparação com o grupo de controlo e foi menos afetado pelo extrato combinado do que o efeito individual de *Abrus yrecatorius*, *Ricinus communis* e *Syzygium aromaticum*, o que apoiou parcialmente a observação de Shama *et al.*, 2013. Porque, eles fizeram a sua experiência utilizando *Syzygium aromaticum*, onde após o fim do tratamento (pelo menos 21 dias) a hematologia recuperou. E, para a sua experiência, utilizaram

Ratos Wister, e não ratinhos como os utilizados na presente experiência.

De facto, o aumento gradual dos parâmetros hematológicos durante a gravidez é mencionável. Isto indica que o extrato de ervas tem um impacto positivo na hematologia e eleva ou mantém a subida gradual dos parâmetros hematológicos, o que acaba por ser benéfico nesse período específico.

CAPÍTULO 6

CONCLUSÕES

A presente investigação foi concebida para estudar os "Efeitos contraceptivos à base de plantas na anatomia do testículo e do ovário em ratos albinos suíços". Os ratinhos foram divididos em cinco (5) categorias: Grupo de controlo (C), grupo A (dose única fêmea), grupo B (dose dupla fêmea), grupo C (dose única macho), grupo D (dose única macho e fêmea) com 5 (3 fêmeas e 2 machos) ratos em cada grupo. Os testículos e os ovários foram recolhidos imediatamente após a morte ética dos ratinhos para estudo morfológico e histológico e o sangue foi recolhido para análise hematológica (RBC, WBC, Hb. conc. e PCV). Os tecidos das amostras recolhidas foram processados e corados com coloração H & E para observação histológica. As técnicas essenciais foram utilizadas para identificar as alterações anatómicas (macroscópicas e histológicas) e hematológicas.

Os resultados do presente estudo conduzem às seguintes conclusões:

As alterações grosseiras encontradas nos testículos foram a redução do tamanho, a cor pálida e a formação de quistos nos grupos tratados. A maior redução no tamanho foi encontrada no grupo D (dose única masculina e feminina). Não foi observado nenhum cisto no grupo D que estava presente no grupo C.

As alterações histológicas encontradas no testículo foram a diminuição do número de túbulos seminíferos e da quantidade de espermatozóides, a deposição de gordura e a vacuolização dentro e entre os túbulos seminíferos, que foram menores no grupo D do que no grupo C. Além disso, foi observada a formação de uma camada fibrosa no grupo C.

No caso do ovário, as alterações foram a diminuição do número de folículos ováricos, o desprendimento de partes da camada folicular e da camada granulosa, a distorção, a degeneração e a hemorragia na camada granulosa, revelando a evidência dos efeitos antifertilidade do extrato de ervas em ratos. No caso do grupo D, embora se tenha verificado uma diminuição do número de folículos ovarianos e degeneração na camada granulosa, não se observaram efeitos adversos como deposição de gordura, vacuolação, hemorragia e descamação.

A hematologia (masculina e feminina) revelou que os parâmetros aumentaram nos grupos tratados, em vez de diminuírem. Este é um sinal de boa saúde e praticamente necessário no período de gravidez.

Considerando todos os resultados supracitados, o grupo D (dose única para machos e fêmeas) é considerado o melhor, com uma média de 75% da taxa de contraceção (entre as fêmeas de ratos) sem quaisquer efeitos adversos/prejudiciais na anatomia (grosseira e histo-patológica) do testículo e do ovário.

Com base nos resultados da presente investigação, poderão ser efectuadas investigações futuras.

67

REFERÊNCIAS

Adedapo AA$_z$ Omoloye OA, Ohore OG 2007: Estudos sobre a toxicidade de um extrato aquoso das folhas de A *brus precatorius* em ratos. *Onderstepoort Journal of Veterinary Research* **74** 31-36.

Afify AEMMR, Faved SA, Shalaby EA, Shemy HAE 2011: Os princípios activos *do Syzygium cumini* (pomposia) exibem potentes actividades anticancerígenas e antioxidantes. *Journal ofPharmacy and Pharmacology* **5(7)** 948-956.

Aftab AK, Shah MM, Gul Z, Shah GM 2007: Phytomeidicinal Study on selected Herbs in the Lower Terrain of Thundiani Region inAbbottabad District. Segunda Conferência Internacional sobre Desenvolvimento Ambientalmente Sustentável, *Instituto de Tecnologia da Informação, Abbottabad* 26-28.

Ahmed H 2003: Cultivo e colheita sustentável de plantas medicinais e aromáticas através do envolvimento da comunidade. *Workshop internacional sobre conservação e uso sustentável de plantas medicinais e aromáticas no Paquistão.*

Arora A 2013: Avaliação anti-ogénica do extrato de sementes de *Abrus precatorius* L. em ratos albinos suíços. *Revista Internacional de Investigação em Ciências Biológicas* **2(6)** 27-30.

Ashfaque RM, Zaidi SH 1998: Actas do seminário sobre "*Wild planresources of Northern Pakistan*". Instituto Florestal do Paquistão, Paquistão.

Bala K, Arya M, Katare DP 2014: Contracetivo à base de plantas: Uma visão geral. *World. Journal of Pharmacy and Pharmaceutical science* **3(8)** 1305-1326.

Balunas MJ, Kinghorn AD 2005: Drug discovery from medicinal plants. *Ciências da Vida* **78(2)** 431-441.

Bhowmik D, Kumar KPS, Yadav A, Srivastava S, Paswan S, Dutta AS 2012: Tendências recentes nas ervas tradicionais indianas *Syzygium aromaticum* e seus benefícios para a saúde. *Journal OfPharmacognosy and Phytochemistry* **1(1)** 13-22.

Boudou F, Berroukche A, Salmi MB, Kandouci BA, Adili DEH, Tou N 2013: Efeitos amelioradores do óleo essencial de *Syzygium aromaticum* na fertilidade em ratos machos expostos ao manganês. *Avançado em Medicina Sexual* **3** 85-91.

Chadha YR 1988: *The Wealth of India, Raw Materials.* Publicação CSIR, Nova Deli, Índia, pp. 18-21.

Chaudhary B, Mukhopadhyay K 2012: *Syzygium cumini* (L.) skeels: uma fonte potencial de nutracêuticos. *Jornal Internacional de Farmácia e Ciências Biológicas* **2(1)** 46-53.

Choudhury PK, Jadhav S 2013: Ação Farmacológica de Alcalóides Vegetais no Sistema Reprodutivo

Feminino de Animais de Teste e/ou Seres Humanos: A Review. *Revista Internacional de Revisão e Pesquisa em Ciências Farmacêuticas*. **23(18)** 98-107.

Darmanin S, Wismaver PS, Camilleri PMT, Micallef MJ, Buhagiar JA 2009: Um extrato de folhas *de Ricinus communis* L. possui propriedades citotóxicas e induz apoptose em células de melanoma humano SKMEL-28. *Nat Prod Res.* **23(6)** 561-571.

Das SK, Masuda M, Sakurai A, Sakakibara M 2010: Utilizações medicinais do cogumelo *Cordyceps militaris*: Estado atual e perspectivas. *Filoterapia* **81** 901-908.

David, RF e Jaax, NK. 2007: Ricin toxin. *Medical Aspects of Chemical and Biological Warfare (Aspectos médicos da guerra química e biológica)*. Livro de texto de medicina militar. pp. 1-691.

Dehghani F, Heshmatpour A, Panjehshahin MR, Khozani TT 2012: Efeitos tóxicos da água/extrato alcoólico de *Syzygium aromaticum* na qualidade do esperma, hormonas sexuais e tecidos reprodutivos em ratos machos. *Jornal de Biologia* **71(2)** 95-102.

Dehghani F, Panjeshahin MR 2006: O efeito tóxico do extrato alcoólico de Citrullus colosynthis no fígado do rato. *Iranian Journal of Pharmacology and Therapeutics* **5(2)** 117-119.

Demerdash FM, Yousef MI, Kedwany FS, Bahadadi HH 2004: Alterações induzidas pelo cádmio na peroxidação lipídica, hematologia sanguínea, parâmetros bioquímicos e qualidade do sémen de ratos machos: papel protetor da vitamina E e do β-caroteno. *Food Chem Toxicol.* **42** 1563-1571.

Ekbujo EC, Adisa OJ, Yahaya AB 2008: Um estudo do efeito de coloração da rosela (*Hibiscus sabdariffa*) na secção histológica do testículo. *Int J. Morphol* **26(4)** 927-930.

Ekwere EO, McNell RT, Okwuasaba FK 2011: O efeito de *Ricinus communis-Linn* (Ricom 1013-J) nos parâmetros do sémen: um estudo comparativo. *Jornal de Física: Série de Conferências 1* 7-11.

Emelike CU, Obike CJ, Nwandikor UU, Ifediora AC, Onyenweaku F, Odo MC, Obeagu EI 2014: Constituintes físico-químicos, efeitos fitoquímicos e morfológicos da administração oral de extrato aquoso de *Hibiscus sabdariffa* no rim e no fígado de ratos albinos Wister. *Jornal Africano de Comunicação de Investigação* **2(7)** 101-112.

Erika B 2001: Healing Logics: Culture and Medicine in Modern Health Belief Systems. *Journal ofFolklore Research Reviews* pp. 286.

Farzaneh D Mohammad R e Panjeh S 2006: O efeito tóxico do extrato alcoólico de *citrullus colocynthis* no fígado de ratos. *Iranian Journal of Pharmacology & Therapeutics* **5** 117119.

Firenzuoli F, Gori L 2007: Herbal Medicine Today: Clinical and Research Issues. *Evid Based Complement AlternatMed.* **4(1)** 37-40.

Galaly SR, Hozayen WG, Amin KA, Ramadan SM 2014: Efeitos do *Orlistat* e do extrato de mistura de ervas no cérebro, funções dos testículos e biomarcadores de estresse oxidativo em um modelo de rato com dieta rica em gordura. *Jornal da Universidade de Beni-Suef de Ciências Básicas e Aplicadas,* **3(2)** 93-105.

Gupta M K, Sharma P K, Ansari S H 2006: Atividade antioxidante in-vitro dos extractos sucessivos das folhas de *Ricinus communis. Jornal Internacional de Ciências Vegetais* **1(2)** 229-231.

Hamilton DW 1975: *In: Handbook of Physiology.* American Physiological Society, Wasliington, Sect. 7, Vol. 5, pp. 259.

Hannah Ransom 2013: Saúde Hormonal Holística e Controlo Natural da Natalidade. ('http://oneradionetwork.com/women-%E2%80%93-children-vaccines/hannah- ransom-holistic-hormonal-health-and-natural-birth-control-december-10-2013').

Hou Y, Ding X, Duan S, Yang Z, Gao P 2010: Microencapsulação e avaliação farmacológica do efeito anti-fertilidade do extrato de rícino em ratinhos fêmeas. *Jornal Africano de Farmácia e Farmacologia* **4(10)** 700-707.

Howard M 1997: *A-Z ofTraditional Herbal Remedies.* Senate Press Ltd. REINO UNIDO.

Hussain M, Shah GM, Khan MA 2006: Traditional Medicinal and Economics uses of Gymnosperms of Kaghan Valley, Pak. *J. Ethonobot. Leaflets* **10** 72-81.

Igweze ZN, Orisakwe OБ, Obianime AW 2014: Parâmetros reprodutivos em um estudo de toxicidade do dia do purificador de ervas inteligente - um suplemento de ervas poli em ratos machos. *Jornal de Ciências Farmacêuticas Aplicadas* **4(10)** 69-74.

Jackson DD 1989: *SearchingforMedicinal Wealth in Amazonia Smithsonian.* pp. 95-103.

Jain SK, Rajvaidy S, Desai P, Singh GK, Nagori BP 2013: Extrato de ervas como hepatoprotetor - uma revisão. *Journal of Pharmacognosy and Phytochemistry,* **2(3)** 170175.

Jena J, Gupta AK 2012: *Ricinus communis* Linn. Uma revisão fitofarmacológica. *Jornal Internacional de Farmácia e Ciências Farmacêuticas* **4(4)** 25-29.

Kabra M, Bhandari S, Gupta R, Sharma A 2013: Uma revisão sobre contraceção à base de plantas. *Jornal Mundial de Farmácia e Ciências Farmacêuticas.* **2(5)** 2569-2577.

Kadiri AB 2009: An Бxamination of the Usage of Herbal Contraceptives and Abortifacients in Lagos State, Nigeria. *Ethnobotanical Leaflets* **13** 140-46.

Kang SS, Cordell A, Soejatro DD, Fong HHS 1985: Alcalóides e flavonóides de *Ricinus communis L. J Nat Prod.* **48** 155-156.

Kaur R, Sharma A, Kumar R, Kharb R 2011: Rising trends towards herbal contraceptives. *J nat. Prod.*

Resour. **1(4)** 5-12.

Khan UG 2000: Indústria de medicamentos à base de plantas no Paquistão. *Issue product manufacturing quality control research development.* Imprensa da Universidade de Karachi, Karachi.

Khanduri NC 2014: Controlo da fertilidade da ratazana fêmea através de sementes de abutilon indicum. *Jornal Internacional de Melhorias Tecnológicas e Investigação Emergente* **2(3)** 89-91.

Khazaei M, Montaseri A, Khazaei MR, Khanahmadi M 2006: Estudo sobre o efeito *do Foeniculum vulgare* na foliculogénese em ratinhos fêmeas. *Revista Internacional de Fertilidade e Esterilidade* **5(3)** 122-127.

Khogali GM, Sharma PK, Ansari SH 2006: Atividade antioxidante *in vitro* do extrato sucessivo de *Ricinus communis* L. *Delta J. Sci.* **16** 198-211.

Kuo SC, Chen LH 1995: Potentes isoflavoquinonas antiplaca, anti-inflamatórias e anti-alérgicas das raízes da planta *Abrus precatorius*. *Med.* **61** 307-312.

Lewington A 1993: Plantas medicinais e extractos de plantas: A review of their importation into Europe. Cambridge, *Reino Unido: TraJfic International.*

Maman M, Yehezkelli Y 2005: *Ricina* - Uma possível arma biológica não infecciosa. Bioterrorism and infectious agents springer science. *Business Media, Inc,* Nova Iorque.

Michele Noonan 2013: Ervas que afectam as pílulas anticoncepcionais (http://www.livestrong.com/article/375674-herbs-that-affect-birth-control-pills/).

Mishra RK, Singh SK 2015: Efeitos reprodutivos dos componentes lipossolúveis do botão de flores de *Syzygium aromaticum* em ratos machos. *Jornal de Ayurveda e Medicina Integrativa* **4(2)** 94-98.

Morelli 1 1983: Selected Medicinal Plants. *FAO Produção e Proteção Vegetal,* pp. 194.

Mukherjee TK 2004: Proteção dos conhecimentos tradicionais indianos. Ethnomedicinal Plants. *Point Publisher Jaipur,* pp. 1-303.

Nadkarni KM 1976: Indian Materia Medica. *Popular Prakashan, Bombaim,* p 5.

Okoko IE, yama OE 2011: Variações cutoarquitectónicas no ovário, oviduto e útero após gavagens intra-gástricas de *Abrus precatorius* Linn, em ratos albinos. *Int. J. Morphol.* **29(4)** 1408-1413.

Olsnes S, Salved E, Pihl A 2004: Isolamento e comparação de lectinas de ligação à galactose de *Abrus precatorius* e *Ricinus communis*. *J Biol Chem.* **249** 803-810.

Omotuyi IO, Ologondudu A, Onwubiko VO, Wogu MD, Obi FO 2010: As antocianinas *de Hibiscus sabdariffa* Linn alteram as hormonas reprodutivas circulantes em coelhos (Oryctolagus cuniculus). *Jornal de Diabetes e Endrocrinologia,* **1(3)** 36-45.

Patel JA, Shah US 2009: Atividade hepatoprotectora do extrato de leite tradicional de *Piper longum* na toxicidade hepática induzida pelo tetracloreto de carbono em ratos Wistar. *Boletin Latinoamericano p del Caribe de Plantas Medicinales p Aromaticas* **8(2)** 121-128.

Pokharkar RD, Saraswat RK, Kanawade MG 2009: Avaliação contraceptiva do extrato de óleo de sementes de *Abrus precatorius* (L) em ratos albinos machos. *Pharmacologponline* **3** 905914.

Prakash V, Nainwal A 2013: Enhancement of germination in *Abrus precatorius* L. seeds by specific pre-sowing treatments. *Revista Internacional de Ciências da Conservação* **4(2)** 237-242.

Prasad, MRN, Rajalakslimi M, Gupta G, Karkun T 1973: *J. Reprod. Fertil. Suppl.* **18** 210-215.

Prathyusha P, Subramanian MS, Sivakumar R 2010: Estudos farmacológicos sobre as formas branca e vermelha de *Abrus precatorius* Linn. *Jornal Indiano de Produtos Naturais e Recursos,* **1(4)** 476-481.

Raghav KM, Shio SK 2009: Efeitos anti-espermatogénicos e antifertilidade de *Piper nigram* L, em ratos. *Indian Journal OfExperimental Biologp* **47** 706-714.

Rajendra K, Sharma A, Kumar R, Kharb R 2011: Rising trends towards Herbal contraceptives. *J. Nat. Prod Resour.* **1(4)** 5-12.

Raji Y, Oloyo AK, Morakinyo AO 2006: Efeito do extrato de metanol da semente de *Ricinus communis* na reprodução de ratos machos. *Asian J Androl.* **8(1)** 115-121.

Ralebona N, Rusike CRS, Chungag BNN 2012: Efeitos do extrato etanólico de *Garcinia kola* no comportamento sexual e parâmetros de esperma em ratos Wistar machos. *Jornal Africano de Farmácia e Farmacologia,* **6(14)** 1077-1082.

Rana M, Dhamija H, Prashar B, Sharma S 2012: *Ricinus communis* L. -Uma revisão. *Revista Internacional de Tecnologia Farmacêutica. Research* **4(4)** 1706-1711.

Saganuwan SA, Onyeyili PA 2010: Efeitos bioquímicos do extrato aquoso de folhas de *Abrus precatorius* (feijão Jecquirity) em ratos albinos suíços. *Herba Rolonica* **56(3)** 63-80.

Sampieri BR, Arnosti A, Furquim KCS, Chierice GO, Bechara GH, Carvalho PLPFD, Nunes PH, Mathias MC 2012: Efeitos dos ésteres do ácido ricinoleico do óleo de mamona (*Ricinus communis*) sobre os componentes da gema do oócito do carrapato *Rhipicephalus sanguineus* (Latreille, 1806) (Acari: Ixodidae). *Veterinary Parasitology* **191** 315-322.

Samuel A, Ukpo G 2009: Atividade anti-implantação do extrato de folha de *Ailanthus excelsa roxb. African Journal OfBiotechnology* **8(21)** 5979-5984.

Sandhya B, Thomas S, Isabel W, Shenbhagarathai R 2006: Plantas etnomedicinais utilizadas pela comunidade valaiyan das colinas de Pramattha (floresta reservada). Tamil Nadu, Índia: Um estudo piloto. *Ar. J. Traditional ComplementaryAllem. Med.* **3(1)** 101-114.

Schug T T, Janesick A, Blumber B, Heindela JJ 2011: Substâncias químicas desreguladoras do sistema endócrino e suscetibilidade a doenças. *Journal of Steroid Biochemistry & Molecular Biology* **127** 204215.

Shah GM 2006. Etomedicobotânica do vale de Siran, Mansehra, Paquistão. *Nig. J. Nat. Prod. Med.* **10** 6-11.

Shah GM, Khan MA, Ahmad M, Khan MA 2009: Observações sobre medicamentos à base de plantas antifertilidade e abortivos. *African Journal ofBiotechnology* **8(9)** 1959-1964.

Shama IY, Adam S, Mohamed B, Warda SA 2013: Efeitos do extrato aquoso de cravo (*Syzygium aromaticum*) em ratos Wistar. *Jornal Britânico de Farmacologia e Toxicologia* **4(6)** 262-266.

Sharaw S, Ibrahim NS 2014: Os efeitos dos extractos de flores de *Hibiscus rosasinensis* na espermatogénese e nos parâmetros espermáticos dos ratos. *Jornal Global de Biologia, Agricultura e Ciências da Saúde* **3(2)** 32-35.

Sharma RK, Chopra G, Bhushan G, Munjal K 2003: Utilização de plantas indianas na regulação da fertilidade em mamíferos. *J. Exp. Zool. India,* **6** 57-74.

Sharma RK, Goyal AK, Yadav SK, Bhatt RA 2013: Atividade anti-fertilidade do extrato de frutos *de Ficus religiosa* no útero de cabra *in vitro (www.ijddr.in)*.

Sharma S, Mehta BK, Mehta D, Nagar H, Mishra A 2012: Uma revisão sobre a atividade farmacológica dos extractos de *Syzygium cumini* utilizando diferentes solventes e as suas doses eficazes. *International Research Journal ofPharmacy,* **3(12)** 54-58.

Siddiqui MB, Alam MM, Hussain W, Sharma GK 1998: Ethnobotanical study of plants used for terminating pregnancy. *Fitoterapia* **59** 250-252.

Stahl E 1997: Strychnin in indischen and afrikanischen Schmuckketten Deutsche. *Apoth Ztg,* **117** 1107-1111.

Umadevi M, Kumar SPK$_z$ Bhowmik D$_z$ Duraivel S 2013: Plantas medicinais com potencial atividade antifertilidade. *Jornal de Estudos de Plantas Medicinais.* **1(1)** 26-33.

Wang SC Lee SFz Wang CJz Lee CHz Lee WCz Lee HJ 2010: Extrato aquoso de *Hibiscus sabdariffa Linnaeus* melhora a nefropatia diabética através da regulação do estado oxidativo e Akt/Bad/14-3-3γ num modelo animal experimental. *Medicina complementar e alternativa baseada em evidências,* **10** 1-9.

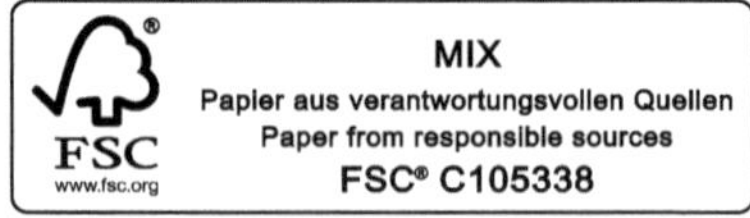

Printed by Books on Demand GmbH, Norderstedt / Germany